Sigrid Engelbrecht

Stille

Sigrid Engelbrecht

Stille

Das Geheimnis der inneren Kraft

HERDER

FREIBURG · BASEL · WIEN

MIX
Papier aus verantwortungsvollen Quellen
FSC® C014496
FSC
www.fsc.org

www.herder.de

Illustrationen: Designed by rawpixel.com/Freepik
Satz: Carsten Klein, Torgau
Herstellung: GGP Media GmbH, Pößneck

Printed in Germany

ISBN Print 978-3-451-65400-8
ISBN E-Book 978-3-451-82140-0

INHALT

VORWORT

Liebe Leserin, lieber Leser,

in Zeiten, wo alles immer schneller, lauter und schriller wird, ist da echte Stille nicht zum Luxusgut geworden? Sind die Momente, in denen wir ganz bei uns selbst und von Ruhe und Gelassenheit erfüllt sind, verloren gegangen? In ein fernes Traumland entschwunden? Sind die Momente, in denen statt Lärm, Stress und Hektik das bewusste Erleben des gegenwärtigen Augenblicks das Maß der Dinge ist, etwas, »was man sich nicht mehr leisten kann«?

Wo sind sie heute noch zu finden, diese Momente, die uns erfüllen und uns ein stilles Glück spüren lassen? Müssen wir warten, bis der Zufall uns mit Augenblicken des Innehaltens beglückt, oder können wir selbst etwas dafür tun, solche wertvollen Momente des Gewahrseins wieder häufiger zu erleben?

Diesen Fragen möchte ich nachgehen und Sie damit bei der Suche nach den Perlen des Alltags unterstützen, die Ihnen Entspannung und innere Ruhe schenken. Sie finden hier viele Impulse, um zu erkennen, was wirklich wichtig für Ihr Wohlbefinden ist und wie Sie das Unwesentliche leichtfüßiger als bisher loslassen können. Ermutigend dabei ist, dass es jenseits vieler Rahmenbedingungen, die unseren Alltag normalerweise prägen – also der Faktoren, auf die wir keinen oder nur ganz wenig Einfluss haben – Handlungsspielräume gibt, die wir nutzen können, um uns zu erholen und neue Kraft zu schöpfen.

Eingangs erhalten Sie einen Überblick darüber, wie die alltägliche und allgegenwärtige Reizüberflutung unser Leben, unser Wohlbefinden und unser Denken und Tun beeinflusst. Sie erfahren zum einen, was es mit dem »Lärm von innen« auf sich hat und warum sich manche von uns schwer damit tun, Stille zu genießen.

Zum anderen erfahren Sie mehr über die Wirkungen von Stille auf Körper, Geist und Seele. Wenn das Ihre Neugierde weckt, fragen Sie sich wahrscheinlich unwillkürlich: Was kann ich tun, um die heilsame Wirkung von Stille häufiger zu erleben? Was lässt sich verändern und was nicht? Und wenn ich etwas ändern will, wie kann ich umsteuern?

Dazu finden Sie in den dann folgenden Kapiteln konkrete Anregungen. Eine Reihe von praktischen Übungen lädt dazu ein, neue Erfahrungen zu machen und das Erleben ganz unterschiedlicher Facetten von Stille mühelos Teil des persönlichen Alltags werden zu lassen. Neben den Impulsen zum konkreten Ausprobieren gibt es auch Zitate zum Thema Stille aus Literatur, Philosophie und Psychologie. Zudem bekommen Sie immer wieder die Gelegenheit, Ihre eigenen Gedanken niederzuschreiben. Ich möchte Sie dazu ermutigen, das Buch nicht nur durchzulesen, sondern sich tatsächlich auf die praktischen Übungen einzulassen und Ihre Erfahrungen damit zu beschreiben.

Tipp: Legen Sie sich ein Schreibheft zu oder richten Sie eine spezielle Datei in Ihrem Computer ein, wo Sie neben den Notizen im Buch Ihre persönlichen Eindrücke, Einsichten und Vorhaben ausführlicher festhalten und reflektieren können.

Ihre *Sigrid Engelbrecht*, Berlin im Dezember 2020

Anmerkung: Das Buch, das Sie in den Händen halten, ist während des ersten Corona-Lockdowns im Frühjahr und Sommer 2020 entstanden und spiegelt Erfahrungen wider, die ich über die »stillen Monate« hinweg gemacht hatte.

EINFÜHRUNG

Erlebnisse mit Stille kennen wir alle – in unterschiedlichsten Umgebungen, in unterschiedlichsten Zusammenhängen. Momente, in denen uns bewusst wird, dass um uns herum und in uns selbst alles ganz ruhig ist. Dass kein irritierendes Geräusch an unser Ohr dringt, kein rastloses Herumgrübeln unsere innere Ruhe stört. Und wir alle erinnern uns wohl auch an ein ganz besonders eindringliches Erlebnis, das noch lange in uns nachgewirkt hat.

Eine Erfahrung, die mir bis heute immer mal wieder in den Sinn kommt, machte ich Mitte der 1990er-Jahre. Damals erlebte ich eine kurze Zeitspanne »absoluter« Stille, ein Phänomen, das mich tief beeindruckte.

Ich befand mich mit einigen Kolleginnen und Kollegen auf einer Hütte im Rofangebirge in Tirol. Nach einer kräftigen Brotzeit hatten wir uns zu einer kleinen Wanderung entschlossen und trabten einen schmalen Pfad an einer Hangkante entlang. Es wurde viel geredet und gescherzt. Alle waren froh, mal fernab des Alltags zu sein, Zeit zu haben und keiner strikten Agenda folgen zu müssen.

Mir war aber gar nicht nach Reden, ich wollte die Berglandschaft auf mich wirken lassen und war neugierig auf alles, was des Weges kommen könnte. So setzte ich mich an die Spitze der kleinen Gruppe und schritt voraus. Bald schon hatte ich die Mitwandernden hinter mir gelassen und genoss den Wind, der mir durch die Haare fuhr. Die Luft roch frisch und ich meinte, einen schwachen Duft nach Kiefern und Erde darin wahrzunehmen. Der Himmel war bedeckt, irgendwo hinter den dicken Wolken musste natürlich die Sonne sein, doch wo genau, das war nicht auszumachen, so dicht verhüllt zeigte sich der Himmel.

Es war ein grauer Tag mit grauen Wolken über grauem Fels. Der Weg machte eine Biegung und vor mir tat sich ein kleines

Tal auf, und auch hier dominierten die Grautöne. Der Wind war abgeflaut und dann ganz verschwunden, ohne dass ich es mitbekommen hätte. Nun bewegte sich gar nichts mehr. Kein Zweig und kein Grashalm. Spontan blieb ich stehen und ließ den Blick über all diese Grautöne wandern. Kein Mensch weit und breit und es war auch kein Tier unterwegs. Keine Gämse, kein Hase, kein Murmeltier. Es war, als würde ich auf eine Postkarte schauen. Eine Schwarz-Weiß-Postkarte. Plötzlich fiel mir auf, dass auch nichts zu hören war, kein einziger Laut. Kein Vogel, der piepste, kein Zweig, der knackte.

Ich weiß nicht, wie lange ich dastand und diesen Eindruck in mich aufnahm. Es war, als sei ich ebenfalls erstarrt und ein Teil dieses Bildes geworden. Eine Ewigkeit, so dachte ich später. Ja, es fühlte sich an wie ein endgültiges, unwandelbares Sein.

Da löste sich an der gegenüberliegenden Gebirgswand ein Stein und sprang den Fels hinunter: *Pling, Pling, Pling* – ein ganz heller Ton. Und es war, als würde durch diese Laute die Landschaft wieder zum Leben erweckt. Ein Murmeltier huschte vorbei, und die schrillen Schreie zweier Krähen, die nun hoch oben von einem Felsen zum anderen flogen, verscheuchten meine Benommenheit, die Stille und Reglosigkeit in mir hervorgerufen hatten. Als ich mich selbst wieder in Bewegung setzte, tat ich das unwillkürlich ganz langsam und bewusst, und ich blieb für den Rest des Tages in einer nachdenklichen, in mich gekehrten Stimmung. »Friedlich« und »zufrieden« sind wohl die Worte, die diese Gemütslage am besten beschreiben. Die Erfahrung hat mich sehr berührt, und ich denke immer wieder gerne daran zurück.

HÖREN

MACHT UND OHNMACHT

UNSER HÖRVERMÖGEN

Willkommen im 21. Jahrhundert

Unser heutiger Alltag ist von vielen Herausforderungen geprägt, die unseren Eltern und Großeltern noch fremd waren. Tagtäglich erreicht uns eine Überfülle an Informationen, die allesamt um unsere Aufmerksamkeit buhlen. Dank Internet, Streamingdiensten, Fernsehen, Radio, Zeitschriften und Zeitungen und einer mehr oder weniger großen Anzahl beruflicher und privater Kontakte haben wir immer wieder die Qual der Wahl. Was zuerst tun? Was danach? Was kann unerledigt bleiben, was nicht?

In der Tat unterscheidet sich unser heutiger Lebensstil deutlich von dem der Generationen vor uns. Vieles ist komplexer, vieles aber auch bequemer und komfortabler geworden. Drei der Veränderungen sind besonders auffällig und sie üben großen Einfluss auf unseren Alltag und überhaupt auf unsere Lebensweise aus:

- die gestiegene Geschwindigkeit
- die angewachsene Informationsdichte
- der angeschwollene Geräuschpegel

Vielen von uns serviert schon nach dem Aufwachen das Radio die aktuellen Nachrichten, beim Frühstück ist dann die Zeitung dran, und bei der Arbeit gibt´s unzählige kleine und große Aufgaben, die alle schnell zu erledigen sind, damit wir sie von unserer To-do-Liste streichen können. Dazu kommt ein nur selten abflauender Strom an E-Mails, Kurznachrichten und Anrufen. In Zeiten des Internets sind wir oft den ganzen Tag ununterbrochen online – und damit auch ununterbrochen erreichbar. Nach Büroschluss stehen Erledigungen und Einkäufe auf der Agenda, also eine Vielzahl weiterer To-dos …

Dieser Strom unterschiedlichster Sinnesreize, Signale und Impulse setzt uns unter Druck. Wir sind gefordert, zügig darauf zu reagieren und ebenso zügig Entscheidungen zu treffen, um nichts zu vergessen und nicht ins Hintertreffen zu geraten. Worauf reagieren, welche Offerte annehmen, mit wem sich verabreden? Welches Schnäppchen ist wirklich ein Schnäppchen und kein getarnter Reinfall? Welchem Angebot nähertreten und welches ablehnen?

Es gilt, rasch zu entscheiden und möglichst viel in möglichst kurzer Zeit mental und auch psychisch zu verarbeiten. Und dabei stets die Orientierung zu behalten, egal, wie hoch der Pegel der Umgebungsgeräusche ist und wie viele Unterbrechungen unseren Tag und unsere Tatkraft in kleine und kleinste Stückchen zerhacken. Sicher, viele der technischen Errungenschaften erleichtern uns die Arbeit, sparen uns Wege, schaffen ein Plus an Bequemlichkeit. Ich bin sicher die Letzte, die das bestreitet.

Anfang der 1990er-Jahre musste ich meine grafischen Entwürfe auf eine riesige Diskette, genannt »Wechselplatte«, speichern und damit zum Belichtungsstudio fahren, wo die entsprechenden Filme für den Offsetdruck hergestellt wurden, die ich dann wiederum abholen und zur Druckerei bringen musste. Heute genügt ein Knopfdruck, um aus dem Entwurf eine PDF-Datei zu erzeugen, und ein weiterer, um diese per E-Mail direkt in den Druck zu geben. Als spezielle Belichtungsstudios nicht mehr nötig waren, freute es mich, dass die ganze Hin- und Herfahrerei entfiel. Und dass sich ein am Computer gestaltetes Layout viel zeitsparender anfertigen ließ als jede Handzeichnung, war auch eine Erleichterung. Die Arbeit wurde dadurch aber nicht weniger, da parallel dazu die Informationsdichte und -geschwindigkeit stetig anwuchsen.

Wir wollen wohl alle möglichst effektiv arbeiten und auf Anforderungen möglichst zeitnah reagieren, doch das ist manchmal alles andere als einfach. Weil es oft schlichtweg zu viel ist, was da auf unserem Tisch oder unserem Bildschirm landet – und nicht zuletzt auch aufgrund der geballten optischen und akustischen Unterbrechungen. So versuchen wir, Verschiedenes gleichzeitig zu erledigen, um alles bewältigen zu können. Meist vergebens: Pro erledigter E-Mail wachsen drei neue nach, sodass man sich vorkommt wie Sisyphos, der dazu verdammt war, einen Stein den Hang hinaufzuwuchten, nur um ihn dann, als er es geschafft hatte, wieder hinunterrollen zu sehen. Und vermutlich kennt auch jeder das Gefühl, das sich einstellt, wenn man nach drei Tagen Abwesenheit die Mailbox öffnet und einem eine wahre Monsterwelle an Nachrichten entgegenschwappt.

Auf diese Weise scheint das ganze Leben allmählich einer endlosen To-do-Liste zu gleichen, die nie wirklich abgearbeitet ist, da sich immer dann, wenn etwas erledigt ist, neue Aufgaben in die Warteschleife einreihen. Ständig erreichbar zu sein bedeutet auch, ständig Verantwortung zu tragen. Das kann heißen, dass man auch am Abend, wenn das vertraute *Pling-Pling* ertönt, noch die geschäftlichen E-Mails checkt und beantwortet, Termine vereinbart und Rückrufe tätigt. Richtig Feierabend hat man so eigentlich nie. Das Smartphone als unser ständiger Begleiter ist zu unserem Wächter und Überwacher geworden und nötigt uns eine ständige Verfügbarkeit auf – wenn wir dies zulassen. Oft denken wir nicht weiter darüber nach, sondern nehmen es unbewusst oder nur halb bewusst einfach hin. Eine Freundin von mir arbeitet in einem großen Berliner Krankenhaus, und sie sagt, das Erste, was die meisten Patienten nach einer überstandenen Operation erbitten, ist ihr Handy. Viele können sich ein Leben ohne Mobiltelefon überhaupt nicht mehr vorstellen. Obwohl es uns auf Dauer matt und schlapp macht, ständig auf die Flut der visuellen und akustischen Reize zu reagieren, fällt es uns schwer abzuschalten – sowohl mental als auch wortwörtlich – und die Ruhestörer zu bestimmten Zeiten konsequent zu verbannen.

Ist nicht ein abgesagter Termin eine der größten Wohltaten, die uns jemand erweisen kann? Betrachten wir nicht die so urplötzlich frei gewordene Zeit als ein Geschenk? Wenn wir uns weniger Stress, Lärm und Hektik und stattdessen mehr Ruhe und Gelassenheit in unserem Alltag wünschen, kommen wir nicht umhin, dafür ganz konkret etwas zu tun. Nicht zuletzt unsere Sinne, als unsere Tore zur Welt, werden es uns danken, wenn wir öfter als bisher die Qualität der Quantität vorziehen – und uns auch mal dem Nichtstun hingeben.

Keine Wahrnehmung ohne Sinne

Es hört doch jeder nur, was er versteht.

Johann Wolfgang von Goethe (1749–1832),
deutscher Dichter und Naturforscher

Können Sie sich vorstellen, von Ihrer Umgebung etwas mitzubekommen, ohne zu sehen und zu hören, ohne etwas ertasten zu können und ohne zu riechen und zu schmecken? Wohl kaum. Unsere Wahrnehmung von der Welt wird entscheidend von den Informationen geprägt, die wir mit unseren fünf Sinnen erfassen: dem Sehsinn (visuell), dem Hörsinn (auditiv), dem Tastsinn (haptisch) sowie dem Geruchssinn (olfaktorisch) und dem Geschmackssinn (gustatorisch).

Von den Sinnesorganen gelangen die Informationen über Nervenbahnen direkt ins Gehirn, wo sie interpretiert und verarbeitet werden. Jedem Sinn ist im Gehirn ein eigenes Zentrum zugeordnet, sodass Eindrücke, die mit den verschiedenen Sinnesorganen erfasst werden, parallel in Bearbeitung sein können. Wir können gleichzeitig hören, sehen, fühlen, riechen und schmecken. Auch die elementare Fähigkeit zu genießen ist eng mit der Leistungsfähigkeit unserer Sinne verknüpft.

Man geht davon aus, dass wir während des Wahrnehmungsprozesses Informationen über die fünf weitgehend voneinander unabhängigen Sinneskanäle aufnehmen, um daraus ein ganzheitliches Bild zu komponieren. Sie ergänzen sich gegenseitig, damit wir uns in unserer Umgebung zurechtfinden. Daran sind zwei Sinne besonders stark beteiligt: Man schätzt, dass Sehen und Hören zusammen über 90 Prozent unseres Orientierungsvermögens ausmachen.

Der Sinn, der alle anderen dominiert, ist das Sehen. Unmittelbar auf die visuelle Wahrnehmung folgend interpretieren wir alle über die Augen aufgenommenen Informationen. Dadurch können wir dem, was wir sehen, eine Bedeutung zuordnen. Dies hilft vor allem dabei, blitzschnell wichtig von unwichtig, gefährlich von harmlos und angenehm von unangenehm zu unterscheiden.

Unser Hörsinn ist von allen fünf Sinnen der differenzierteste; so nehmen unsere Ohren Töne in vielfacher Weise wahr. Sie orten, in welcher Richtung sich die Geräuschquelle befindet, und unterscheiden sofort zwischen hohen und tiefen Tönen, zwischen lauten und leisen. Die Ohren sind sensibler und erfassen Reize exakter als die Augen. Auch können wir das Hören – im Gegensatz zum Sehen – nicht »abschalten«. Natürlich können wir uns die Ohren zuhalten, doch es wird trotzdem nicht so still, wie es dunkel wird, wenn wir die Augen schließen. Ob freiwillig oder unfreiwillig: Geräuschen sind wir stärker ausgesetzt als optischen Reizen.

Der gesunde Hörsinn kann zwischen zehn Oktaven unterscheiden und reagiert sensibel auf Schallwellen, also Veränderungen des Luftdrucks. Überall dort, wo Luft schwingt, entstehen Töne. Jede Bewegung, auch das minimale Rascheln eines Blattes, erzeugt eine Schallwelle. Lediglich in künstlich gedämmten Räumen existieren keine Schallwellen. Im Alltag hingegen gibt es immer, auch in den allerstillsten Umgebungen, etwas zu hören.

Wie funktioniert eigentlich unser Hörorgan?

Man unterscheidet drei Teilbereiche, die jeweils ihre speziellen Aufgaben haben: das äußere Ohr, das Mittelohr und das Innenohr. Zum äußeren Ohr zählt man die Ohrmuschel und den Gehörgang. Hier kommen die Schallwellen in der Ohrmuschel an, werden dann durch den Gehörgang zum Trommelfell, einer dünnen Membran, weitergeleitet und gelangen von dort ins Mittelohr. Im Hohlraum des Mittelohrs gibt es drei mit Gelenken verbundene Gehörknöchelchen mit den lustigen Namen Hammer, Amboss und Steigbügel. Zusammen mit dem Trommelfell verstärken sie alle ankommenden Schallwellen, dann übertragen sie die Schwingungen an das Innenohr, das aus der Hörschnecke, dem Hörnerv und dem Gleichgewichtsnerv besteht. Hier werden die Schallwellen in Nervenimpulse verwandelt und gelangen in das Hörzentrum des Gehirns, wo sie blitzschnell interpretiert werden.

Obgleich der Sehsinn derjenige ist, der die anderen Sinne in der Deutung der Welt bei Weitem dominiert, verarbeitet das Ohr tatsächlich etwa zweimal so viele Sinneseindrücke wie das Auge. Und es ist auch nachts »angeschaltet«, sodass wir bis in den Schlaf und in unsere Träume hinein Geräusche wahrnehmen können. Es kommt immer wieder vor, dass wir Töne, die während des Schlafes an unser Ohr dringen, ignorieren oder einfach in das, was wir gerade träumen, einbauen. Erst ab einer bestimmten Stärke und Dauer der Geräusche wachen wir auf. Im Laufe unserer Evolution hat sich dies als ein wirksamer Schutz gegen drohende Gefahren erwiesen.

Zu viele und zu laute Geräusche schädigen das feine Zusammenspiel zwischen Außenohr, Mittelohr und Innenohr. Das geschieht oft schon früh im Leben und ist leider nicht mehr umkehrbar. Ein Indiz dafür ist, dass in der heutigen, von vielfältigem Lärm durchdrungenen Zeit die Zahl schwerhöriger Kinder und Jugendlicher deutlich zugenommen hat.

Der Schall, den wir mit unseren Ohren wahrnehmen, kann in unterschiedlicher Weise beschrieben und eingeordnet werden. Die wesentlichsten Parameter sind die Lautstärke und die Tonhöhe, doch gibt es auch noch den Faktor der gefühlsmäßigen Interpretation, der mitentscheidet, wie wir auf Schallphänomene reagieren. Wenn ein Geräusch zu einer emotionalen Reaktion führt, wird es im Gehirn verstärkt und intensiver wahrgenommen als ein Geräusch, dem wir neutral gegenüberstehen.

Die Lautstärke

Die Lautstärke ist eine Größe, die unser subjektives Schallempfinden charakterisiert. Sie beschreibt, wie laut oder leise wir Schall empfinden. Solche Größen nennt man im Unterschied zu objektiv messbaren physikalischen Größen auch physiologische Größen.

Der Geräuschpegel wird in Dezibel (dB) gemessen. Bei dieser Maßeinheit handelt es sich nicht um einen festen Wert wie Volt oder Meter. Der Wert eines Dezibels hängt von dem jeweiligen Kontext ab.

Beispiele für die Intensität von Geräuschen	
Lautstärke	**Geräusch**
1 Dezibel	Hörschwelle – der Mensch kann Geräusche wahrnehmen
10 Dezibel	Raschelnde Blätter
30 Dezibel	Geflüster
60 Dezibel	Normale Unterhaltung
80 Dezibel	Lautes Radio
85 Dezibel	Die Schallwellen können die Gehörzellen schwächen und bei dauernder Belastung zerstören
90 Dezibel	Stadtverkehr
110 Dezibel	Lauter Donner
120 Dezibel	Schallwellen werden als Schmerz empfunden
130 Dezibel	Flugzeuglärm (Verkehrsmaschinen)
140 Dezibel	Ein Düsenjet beim Starten
180 Dezibel	Eine abhebende Rakete

Quelle: www.gesundheit.de

Diese Dezibelskala ist logarithmisch angelegt: Immer dann, wenn sich die empfundene Lautstärke verdoppelt, geht der Pegel um jeweils 6 Dezibel nach oben.

Menschen empfinden hohe Dezibelraten unterschiedlich. Der eine ist sensibler, die andere weniger sensibel. Doch ganz gleich, wie Lärm mental und psychisch verarbeitet wird, ist er ab einer bestimmten Lautstärke gefährlich – und zwar nicht nur für das

Hörorgan selbst, sondern für den gesamten Organismus. Ab einem Dauerschallpegel von 60 Dezibel treten Stressreaktionen im Schlaf auf, ab 80 Dezibel kann die Gesundheit leiden. Die Schmerzgrenze liegt bei 130 Dezibel, dann hält sich ein Mensch automatisch die Ohren zu. Lärmeinwirkung von 150 Dezibel verursacht in Sekunden irreparable Schäden.

Gesundheitliche Schäden, die bei häufigem oder auch dauerhaftem Lärm auftreten, sind vielfältig. Langzeitfolgen chronischer Lärmbelastung können neben Schäden am Hörvermögen auch negative Veränderungen biologischer Risikofaktoren sein wie beispielsweise Blutfette, Blutzucker oder Gerinnungsfaktoren. Ebenso kann Lärm (Mit-)Ursache für Herz-Kreislauf-Erkrankungen sein wie Arteriosklerose, Schlafstörungen, Bluthochdruck und verschiedene Erkrankungen des Herzens, einschließlich des Risikos für einen Herzinfarkt.

Die Tonhöhe

Neben der Dezibelzahl spielt bei der Wahrnehmung von Hörbarem auch die Frequenz eine große Rolle. Darunter versteht man die Höhe des wahrgenommenen Tons. Die Tonfrequenz bezeichnet die Anzahl der Schwingungen einer Schallwelle pro Sekunde. Die Maßeinheit lautet Hertz (Hz). Als Faustregel gilt: Je mehr Schwingungen, desto höher ist der Ton.

Töne von 50 oder 100 Hertz nehmen wir als tiefe Töne wahr, während wir Töne mit Frequenzen von 2.000 oder 5.000 Hertz als hoch empfinden. Die allertiefsten Töne, die wir wahrnehmen können, sind bei 16 Hertz angesiedelt, die höchsten Töne bei 20.000 Hertz. Schwingungen zwischen 16 Hertz und 20.000 Hertz werden von einem gesunden Menschen als Ton interpretiert.

Als sehr hohe Töne erleben wir zum Beispiel das Jubilieren einer Lerche, eine Sopranstimme oder das Spiel einer Piccoloflöte, als tiefe Töne empfinden wir die Schwingungen einer Bassgitarre oder auch ein Donnergrollen.

Die gefühlsmäßige Interpretation

Der Vorgang des Hörens ist jedoch noch viel komplexer, als die Beschreibungen von Lautstärke und Tonhöhe vermuten lassen. Denn jenseits von Dezibel und Hertz gibt es frappierende Phänomene, die uns unser Hörvermögen vorführt. Wir können unterschiedliche Geräusche mühelos voneinander unterscheiden, erkennen Menschen oft allein an ihrer Stimme und reagieren mit ganz unterschiedlichen Emotionen auf Musik – von Freude und Leichtigkeit über Ärger und Aggressionen bis hin zu Melancholie und Tränen. Dies alles vermag der Hörsinn hervorzurufen. Je mehr wir in der Lage sind, uns voll und ganz auf die akustischen Impulse zu konzentrieren, desto klarer und deutlicher spüren wir auch die Resonanz, die die Töne in uns hervorrufen. Und: Wir selektieren ganz unwillkürlich. Zum Beispiel bekommen wir es mit, wenn auf einer Veranstaltung jemand, der weiter weg steht, unseren Namen nennt, auch wenn die Umgebungsgeräusche lauter sind als dessen Stimme. Die meisten Mütter werden vom leisen Jammern ihres Babys wach, aber nicht vom Geräusch eines aufheulenden Motors an der nahen Kreuzung. Menschen, die in der Einflugschneise eines Flughafens leben, sagen oft, sie würden die Flugzeuge, die sich dort in die Lüfte erheben oder zum Landen ansetzen, gar nicht hören, wenn sie ihr Haus überfliegen. Andere Geräusche nehmen sie hingegen so intensiv wahr wie andere Menschen auch. Wie kann das sein?

Hier setzt unsere gefühlsmäßige Interpretation an. Je nachdem, wie »nah« uns ein Geräusch emotional ist, desto gespitzter sind auch unsere Ohren. Je weniger es mit uns zu tun hat, desto mehr schalten wir beim Hören innerlich ab.

Der Bezug, den wir zur Geräuschquelle haben, gibt nicht nur den Ausschlag dafür, ob Laute bis in unser Bewusstsein vordringen oder nicht, sondern auch, welche Art Geräusch wir – jenseits von Dezibel und Hertz – als Lärm werten.

Was mit »Lärm« genau gemeint ist, ist also in weiten Teilen auch Ansichtssache. Natürlich spielen Lautstärke und Frequenz dabei eine Rolle, ebenso die Dauer, doch ab wann wir etwas als Lärm empfinden, ist gleichzeitig subjektiv und situationsabhängig. Denken wir mal an ein Open-Air-Rockkonzert, das die Fans begeistert – aber so manchen Anwohner in eine Nervenkrise treibt …

Der unerwünschte Schall

Es gibt vielerlei Lärm. Aber es gibt nur eine Stille.

Kurt Tucholsky (1890–1935),
deutscher Journalist und Schriftsteller

Die Psychoakustik als ein Teilbereich der Psychophysik beschäftigt sich damit, die Zusammenhänge zwischen unserer Empfindung von Schall als »Hörereignis« und der Art und Stärke des schallerzeugenden Ereignisses zu untersuchen. Von dort stammt die Definition »Lärm = unerwünschter Schall«, was gut beschreibt, worum es bei Lärm in erster Linie geht: um etwas Erzwungenes, dem man sich nicht freiwillig aussetzt. Denn selbst initiierter und produzierter Lärm ist wenig störend. Es scheint so, als würden wir uns, weil wir selbst es sind, die die Lärmquelle kontrollieren, auf die Geräusche einstellen können. Ein Motorradfahrer, der auf einer ebenen Strecke fest aufs Gaspedal drückt und den Motor aufheulen lässt, fühlt sich dadurch überhaupt nicht belästigt. Ganz im Gegenteil: Er genießt das Gefühl der Dominanz durch die Geschwindigkeit und die Aufmerksamkeit der Passanten, die ihm durch die Lautstärke garantiert ist. Während jene überhaupt nicht entzückt sind, weil sie ein und dasselbe Geräusch passiv zu erdulden haben. Auch jemand, der sich gerade in ein furioses Schlagzeugsolo vertieft hat, schätzt die Lautstärke seines Spiels geringer ein als jemand, der danebensteht und zuhört. Interessant ist auch, dass Lärm, der von unseren Lieben zu Hause verursacht wird, ebenfalls als weniger störend empfunden wird, als wenn der gleiche Lärm von Nachbarn ausgeht, die uns recht fremd sind.

Wir leiden also nicht automatisch unter Lärm, manchmal lieben wir ihn sogar: Mit dem Schallpegel geht die Partystimmung durch die Decke und alle fühlen sich animiert mitzusingen! Auch im Fußballstadion geht es nicht gerade leise zu. Da sind schon mal bis 130 Dezibel drin; das entspricht der Lautstärke eines startenden Düsenjets. Die Lust am Laut-Sein spielt bei jeder Demo eine Rolle. Und auch die Musik, die wir über Kopfhörer konsumieren, hat oft eine Lautstärke im roten Bereich. Nur: Auch wenn der Lärm Spaß macht, findet es unser Hörorgan überhaupt nicht lustig, vor allem dann nicht, wenn die laute Beschallung häufig oder auf Dauer erfolgt.

Andererseits kann fast jedes Geräusch zu Lärm werden, auch wenn es von der Dezibel-Zahl her moderat zu sein scheint – eben weil das Geräusch eine angenehme Situation stört, indem es sich dem Gehör aufdrängt und die Aufmerksamkeit an sich reißt, beispielsweise ein tropfender Wasserhahn oder Werbeansagen und die musikalische Dauerberieselung in Einkaufszentren.

Ein angenehm empfundenes Geräusch wird hingegen nicht als Lärm bewertet. Wird im Radio einer unserer Lieblingssongs gespielt, drehen wir gerne den Lautstärkeregler ein wenig mehr nach rechts …

Über Lärm ärgern wir uns vor allem dann, wenn wir ganz bewusst Ruhe erwarten. Wenn wir im Garten sitzen und unseren Feierabend genießen wollen und nebenan der Rasenmäher röhrt. Wenn wir gerade mitten in einem Gespräch mit einem guten Freund sind und uns plötzlich laute Musik ans Ohr dringt, bei der die Bässe derart wummern, dass die Gläser auf dem Tisch zu klirren beginnen.

Chronischer Lärm macht krank

Lärm ist die bedeutendste von allen Störungen. Es ist nicht allein eine Störung, es ist mehr als eine Spaltung des Denkens.

Arthur Schopenhauer (1788–1860),
deutscher Philosoph, Autor und Hochschullehrer

Die Allgegenwart lauter Geräusche in unserem Alltag ist problematisch und beeinträchtigt die Lebensqualität. Wie die Europäische Umweltagentur (EUA) in ihrem aktuellen Bericht darlegt, war 2020 mindestens jeder fünfte Europäer Lärmpegeln ausgesetzt, die als gesundheitsschädlich gelten. Die EUA geht davon aus, dass diese Zahl in den nächsten Jahren vermutlich noch zunehmen wird. Nach Untersuchungen des Bundesumweltamts fühlen sich Menschen am häufigsten durch Straßenlärm und Nachbarschaftslärm gestört.

Lärm vertieft auch soziale Ungleichheit. Menschen mit geringem Verdienst müssen häufig viel mehr Lärm am Arbeitsplatz hinnehmen als Menschen mit höherem Einkommen. Auch sind ihre Wohnungen oft schlecht isoliert. Hingegen wohnt, wer wohlhabend ist, meist in einer Wohnung oder einem Haus mit niedrigem Umgebungslärm und kann viel mehr Stille genießen.

Ein ruhiges Haus, eine ruhige Wohnung, ein ruhiger Garten – dies kann sich leisten, wer über die finanziellen Mittel dazu verfügt. Wer nur wenig Einkommen hat, ist auf die Wohnung an der lauten Ausfallstraße angewiesen, auf das Haus in der Einflugschneise des Flughafens oder unweit der Fernbahn-Trasse. So ist die Lärmkulisse, die man in seinem alltäglichen Leben hat, kaum je ein Element eigener Wahl, sondern richtet sich nach den sozioökonomischen Möglichkeiten.

Nach einer Untersuchung von Dr. Rainer Guski, dem wissenschaftlichen Leiter des Forschungsprojekts NORAH (Noise-Related Annoyance, Cognition, and Health), das die medizinischen Wirkungen von Lärm erforscht, konnte mittels der Krankenkassendaten von einer Million Menschen im Großraum Frankfurt am Main belegt werden, dass in lauten Wohngegenden Herz-Kreislauf-Erkrankungen deutlich häufiger vorkommen als in ruhigen Wohngegenden.

Als ein medizinisches Problem, als eine beträchtliche Umweltbelastung, werden Schallphänomene über 80 Dezibel schon lange diskutiert, ganz unabhängig davon, wie sie individuell bewertet werden. Dabei sind mehrere negative Auswirkungen zu unterscheiden, nämlich …

- die Schäden am Hörvermögen selbst – ab 80 Dezibel gefährdet Schall das Gehör,
- die Auswirkungen einer starken und dauerhaften Lärmbelästigung auf die Abläufe in unserem Organismus,
- die Auswirkungen eines unentwegten akustischen Bombardements auf Geist und Psyche.

Die gesundheitsbeeinträchtigende Wirkung von Lärm ist – von den Hörschäden einmal abgesehen – in der Regel ein langer, schwer überschaubarer Prozess, der neben der konkreten Lärmbelastung auch von vielen anderen Faktoren mitbeeinflusst werden kann. Mittlerweile gibt es jedoch eine ganze Reihe von Studien, die die schädliche Wirkung von Lärm auf das Hörvermögen, auf den Blutdruck, auf Herz und Kreislauf und auf das Immunsystem belegen. Dass Lärm zu Bluthochdruck, Asthma und Diabetes beiträgt und sogar das Risiko dafür erhöht, einen Schlaganfall oder einen Herzinfarkt zu erleiden, weist beispielsweise eine Studie der EU-Kommission aus dem Jahr 2011 nach. Dementsprechend haben Menschen, die in der Nähe von Flughäfen wohnen und nachts einen dauerhaften Schallpegel von 40 Dezibel ertragen müssen, häufiger Bluthochdruck und erleiden eher einen Herzinfarkt als Menschen, die einer solchen Lärmbelastung nicht ausgesetzt sind. Auch das Umweltbundesamt zählt neben Gehörschäden Arteriosklerose, Herzerkrankungen, Bluthochdruck und einen erhöhten Blutzuckerspiegel zu den möglichen Folgen andauernden Lärms. Verantwortlich dafür sind die Stresshormone, die das Gehirn bei solch einer Belastung ausschüttet, da hier Lärm als Gefahr oder Angriff interpretiert wird. Ist es laut, beschleunigt sich die Herzfrequenz, spannen sich die Muskeln automatisch an und ziehen sich die Blutgefäße zusammen, sodass der Druck in den Adern steigt.

Die Auswirkungen von häufiger Lärmbelastung dürfen also auf keinen Fall unterschätzt werden. Dazu ist es zunächst einmal wichtig, sich unserer alltäglichen Geräuschkulisse bewusst zu werden: Was passiert wann und wo und in welcher Lautstärke?

Auch wenn wir es meist nicht mit extremen Lärmereignissen, sondern nur mit Umgebungsgeräuschen zwischen 60 und 80 Dezibel zu tun haben, ist es wichtig, unserem Hörvermögen mehr Aufmerksamkeit zu schenken. Es gilt, unser Gespür dafür zu entwickeln, welche Geräusche wir als angenehm erleben, welche uns zuwider sind, wo uns Geräuschbelastungen zu viel werden und vor allem auch, wo und wie es möglich ist, Abhilfe zu schaffen. Die nachfolgende Übung hilft dabei, sich die Welt der Geräusche wieder mehr zu vergegenwärtigen und Ihr Unterscheidungsvermögen für unterschiedliche Klangphänomene zu stärken.

1. Übung: In die Welt des Hörens eintauchen

Wann haben Sie sich zuletzt voll und ganz auf Klänge und Geräusche um Sie herum konzentriert, anstatt sie lediglich nebenbei, so ganz am Rande, zu registrieren? Wahrscheinlich ist dies schon eine Weile her.

Bei der Übung geht es darum, hinzuhören, welche Art Schall in Ihre Ohren dringt, die Klänge bewusst aufzunehmen. Diese Art Hören ist eine aktive Erfahrung. Dazu ziehen Sie sich an einen Ort zurück, wo Sie für kurze Zeit ungestört sind. Dort sollte ein Stuhl oder ein Sessel stehen, auf dem es sich bequem sitzen lässt. Gut ist auch ein Wecker.

- Setzen Sie sich locker und entspannt hin und stellen Sie Ihren Wecker auf zwei Minuten ein.

- Halten Sie bewusst inne und schließen Sie die Augen. Atmen Sie locker und entspannt ein und aus.
- Konzentrieren Sie sich dann mit Ihrem Hörsinn voll und ganz auf Ihre Umgebung. Nehmen Sie wahr, welche Geräusche gerade um Sie herum sind. Vielleicht fährt draußen ein Auto vorbei, vielleicht zwitschert ein Vogel, vielleicht unterhalten sich Passanten oder jemand in einem anderen Raum spricht in ein Telefon. Bewerten Sie hier nicht, was Sie hören; machen Sie sich keine Gedanken über das jeweilige Geräusch, sondern nehmen Sie nur wahr, was zu hören ist.
- Verweilen Sie bei den Klängen. Wenn Ihre Aufmerksamkeit abschweifen will, führen Sie sie wieder zurück zum Hören. Es geht hier nur darum, den gegenwärtigen Augenblick akustisch zu erleben – und um nichts anderes.
- Wenn die zwei Minuten vorüber sind, öffnen Sie die Augen. Dehnen und strecken Sie sich, nehmen Sie ein paar tiefe Atemzüge.

Diese Übung können Sie auch länger als zwei Minuten machen und auch mal zwischendurch, ganz ohne Uhr, indem Sie einfach nur die Augen schließen und sich für kurze Zeit ausschließlich auf das Hören konzentrieren.

Impuls

Der Impuls ist dem *Bewerten* gewidmet: bewusster wahrzunehmen, welche Wirkung bestimmte Geräusche auf uns haben. Fragen Sie sich: Welche drei Geräusche erlebe ich in meiner Umgebung als besonders angenehm? Was bewirkt, dass ich sie als angenehm empfinde?

1. ______________________________

2. ______________________________

3. ______________________________

Fragen Sie sich dann: Welche drei Geräusche erlebe ich in meiner Umgebung als unangenehm oder sogar als extrem unangenehm? Was bewirkt, dass ich sie als unangenehm empfinde?

1. ______________________________

2. ______________________________

3. ______________________________

Schreiben Sie einige Ideen in Ihr Notizheft, was Sie tun können, um die angenehmen Geräusche besser genießen zu können, und welche Möglichkeiten es gibt, sich den unangenehmen Geräuschen seltener auszusetzen.

Gewöhnungseffekt? Jein

Viele Menschen sagen von sich, dass sie mit Lärm umgehen können, dass ihnen Dauerbeschallung nichts ausmache. Sie glauben, sich damit arrangiert zu haben, dass es ständig was auf die Ohren gibt.

Viele der Geräusche, die stetig wiederkehren oder konstant da sind, blenden wir irgendwann aus. Sei es eine Wanduhr, die tickt, ein Kühlschrank, der vor sich hin brummt, oder der Straßenverkehr – all dies verschwindet irgendwann aus unserer Wahrnehmung. Manche berichten, dass sie sogar Phänomene wie vorbeidröhnende Lastwagen oder tief fliegende Düsenjets komplett auszuschalten vermögen. Bei diesem Gewohnheitseffekt handelt es sich um einen Schutzmechanismus, der uns vor Überlastung bewahren soll.

Manche versuchen auch, Lärmquellen willentlich umzubewerten, um ihren Widerwillen dagegen abzumildern. Sie sagen sich beispielsweise, Verkehrslärm müsse eben sein, damit die Menschen von A nach B kommen, das Dröhnen der Rasenmäher in den umliegenden Gärten müsse eben sein, damit der Rasen gepflegt aussieht.

Mag sein, dass es uns subjektiv so vorkommen kann, als sei ein Gewöhnungseffekt eingetreten oder als würde die wohlwollende Interpretation den Krach mildern – doch unseren Organismus und speziell das Immunsystem schert das nicht. Nicht von ungefähr leitet sich das Wort »Lärm« von »Alarm« ab, und dies wiederum kommt vom italienischen Wort »al armes«, was so viel heißt wie: »zu den Waffen«.

Lärm löst bei jedem Menschen eine Alarmreaktion aus, und dies geschieht ganz automatisch ohne unser Zutun und lässt sich nicht abtrainieren. Geräuschbelastungen werden auch unterhalb der Bewusstseinsschwelle sehr wohl wahrgenommen und es wird ganz automatisch darauf reagiert – mit den typischen Stresssymptomen wie einem beschleunigten Herzschlag, steigendem Blutdruck, Muskelverspannungen, Kopfschmerzen und einer erhöhten Anfälligkeit für Infektionen.

Auch in Geist und Seele hinterlässt ein Zuviel an lauten Umgebungsgeräuschen und unwillkommenen akustischen Informationen deutliche Spuren. Immer mehr Menschen erleben, innerlich nicht zur Ruhe zu kommen. Und daran hat neben der optischen eben auch die akustische Reizüberflutung einen gehörigen Anteil. Wir erleben uns dann als chronisch angespannt, sind reizbar und ungeduldig, ermüden leichter, fühlen uns schließlich einfach nur noch erschöpft. Manche reagieren auf den Lärmbrei auch mit Gefühlen der Hilflosigkeit und des Ausgeliefertseins, was in eine Depression münden kann.

Lärm verfolgt uns buchstäblich bis in den Schlaf, denn Stresshormone können auch dann, wenn wir Lärm gar nicht bewusst wahrnehmen, ausgeschüttet werden. Ebenso kann durch die akustischen Störfeuer die Lebensfreude eine gehörige Delle erfahren. Nein, an Lärm kann man sich nicht wirklich gewöhnen.

LÄRM

VON AUSSEN UND INNEN

FOMO UND DAS VIEL-ZUVIEL

Allgegenwärtig: die Reizüberflutung

Dass wir bestimmte Geräusche aus einer Geräuschkulisse herausfiltern können, erleben wir im Alltag immer mal wieder. Meist haben wir es ja nicht mit einzelnen Tönen zu tun, sondern mit einem Geräuschebrei, einer oft auch überbordenden Flut von Hörbarem, das ins Ohr hineinschwappen will. In der Regel ist uns nicht einmal bewusst, welch permanentem akustischem Mischmasch wir da tagtäglich ausgesetzt sind. Es schallt, tutet, plappert, brummt und kreischt von überallher – und nahezu ohne Unterbrechung, egal, ob wir bei der Arbeit sind, Einkäufe erledigen oder eine Straße entlanggehen.

Ein hoher Geräuschpegel gilt als unvermeidbare Begleiterscheinung der modernen Informations- und Mobilitätsgesellschaft. Autos, Lastwagen, Züge, Flugzeuge, Baumaschinen, Schlagbohrer, Rasenmäher – ein steter Strom aus lauten und aufdringlichen Geräuschquellen rundum. Und immer ist etwas am Laufen – sei es der Computer, der Kopierer, das Radio, der Fernseher, ein CD-Player oder irgendein anderes Gerät, was vor sich hin lärmt: Telefonklingeln, einlaufende E-Mails, SMS- und WhatsApp-Nachrichten, aufpoppende Push-Informationen, alle möglichen Musikfetzen. Radiowerbung wird gebrüllt und gekreischt statt gesprochen, Alarmanlagen schrillen und dazu die endlosen Kolonnen von Fahrzeugen, die sich durch die Straßen wälzen. Es klickt, brummt, summt, klingelt, läutet … Überall lauern Ablenkungen, Störungen, Irritationen, sodass wir uns oft wünschen, nicht nur mit Augenlidern, sondern auch mit Ohrenlidern ausgestattet zu sein. Es fühlt sich allzu oft so an, als hätte uns jemand einen riesigen Trichter ins Gehirn platziert und würde nun unentwegt Tonnen an Bildern, Tönen, Daten, Anweisungen und Anliegen hineinkippen. Unterbrechungen aller Art zerhacken die Arbeitszeit in kleine und kleinste Stückchen.

Dank Internet sind wir nicht nur ständig online und werden damit – beruflich wie auch privat – mit einer Flut von Informationen beglückt, die nicht mehr als einen Mausklick entfernt sind. Ablenkungen rauben uns nicht nur die innere Ruhe, sondern schwächen auch die Konzentrationsfähigkeit ganz enorm. Wir tun uns zunehmend schwerer damit, uns nach einer Störung wieder dem zu widmen, womit wir zuvor beschäftigt waren. Man nennt das den »Sägeblatt-Effekt«: Werden wir abgelenkt, braucht es immer einige Zeit, um die »Säge wieder richtig auszurichten« und unsere Arbeit voll fokussiert fortzusetzen. Je nachdem, wie anspruchsvoll oder komplex eine Tätigkeit ist, desto länger braucht es, wieder voll dabei zu sein. Nach jeder weiteren Störung benötigen wir mehr Zeit und Energie dafür, uns erneut in die Aufgabe hineinzudenken. Was folgt? Demotivation, Lustlosigkeit und Erschöpfung. Fortdauernde Störungen verringern zudem die Chance, die Aufgabe zufriedenstellend abzuschließen, wie auch Prof. Gloria Mark von der University of California in Irvine/USA in verschiedenen ihrer Untersuchungen zum Phänomen des »Sägeblatt-Effekts« herausfand.

Die hundertprozentige Erreichbarkeit sorgt natürlich für jede Menge Unterbrechungen und schafft auch dadurch zusätzlichen Druck. Es wird erwartet, dass eingehende E-Mails umgehend oder wenigstens am gleichen Tag beantwortet werden. Momente der Stille in diesem Szenario: Fehlanzeige. Es ist zu viel, viel zu viel – und oft kommt uns diese Mischung aus Tempo und Sinnesüberreizung regelrecht zu den Ohren raus. Wir fühlen uns gestresst, sind zunehmend unkonzentriert und erschöpft. Und nach dem Arbeitstag rein in den Feierabendverkehr, Erledigungen und Einkäufe, weitere große und kleine Aufgaben, die hoffentlich irgendwann mal abgehakt werden können …

Wie Schnell-schnell das Denken schwächt

Was tut sich in unserem Kopf, wie reagiert das Gehirn, wenn es tagtäglich mit einer Überfülle von optischen und akustischen Reizen konfrontiert ist? Wenn es trotz des unentwegten Splittens der Aufmerksamkeit inmitten einer stressreichen Umgebung gut funktionieren soll? Was macht ein hektischer Arbeitsstil mit permanentem medialen Overload mit unserem Konzentrationsvermögen, der Merkfähigkeit, unserer Stimmung und letztlich auch mit unserer Lebenszufriedenheit?

Stress kann die Gedächtnisleistung beeinträchtigen: Unter Stress zu stehen und etwas Neues aufnehmen und im Kopf behalten zu wollen strengt viel mehr an, als wenn wir dies in einem entspannten Zustand probieren. Doch nicht nur das: Inhalte, die wir uns bereits erschlossen haben und von denen wir glauben, sicher über sie zu verfügen, sind unter Stress schlechter abrufbar. Jeder, der einmal eine fürs weitere Fortkommen wichtige mündliche Prüfung abzulegen hatte, wird jetzt wohl wissend nicken. Unter Stress, wie er beispielsweise auch durch Lärmbelastung, Reizüberflutung und hektische Arbeitsabläufe hervorgerufen wird, schalten wir innerlich automatisch um in den »Survival-Modus«. Das heißt, es übernehmen entwicklungsgeschichtlich ältere Hirnregionen das Ruder.

Die Amygdala, unser »Angstzentrum«, aktiviert den Überlebensmodus und versetzt den Organismus in Alarmbereitschaft. Wird diese Art Stress zur Dauerbelastung, dann passen sich das Gehirn und der gesamte Organismus dieser Situation an, vor allem in Form eines dann chronisch erhöhten Cortisolspiegels. Dies wiederum zieht nach sich, dass die Regionen des Gehirns, die für Denken, Reflektieren, Wissen und Erinnern wichtig sind, anfangen zu schrumpfen. Was bedeutet das konkret? Die Anzahl der Nervenverbindungen dort sinkt. Dem limbischen System jedoch scheint Dauerstress gut zu bekommen: Hier nimmt die Anzahl der Nervenverbindungen zu.

Diese Verschiebung hat Folgen für die Art und Weise, wie wir Herausforderungen begegnen, und beeinflusst auch unsere Denk- und Verhaltensgewohnheiten. Statt von Aufmerksamkeit und Gelassenheit ist unser Blick auf die Welt dann von Angst, dauerhafter Anspannung und Ungeduld geprägt. Die Impulskontrolle fällt zusehends schwerer. Anstatt unser Denken und Verhalten zu reflektieren und zielorientiert zu handeln, reagieren wir im Zuge des »Umbaus« unseres Gehirns zunehmend impulsiv und reflexartig. Dies führt zu Entscheidungen, die aus dem Moment heraus getroffen werden – ohne dabei langfristige Folgen ins Kalkül zu ziehen. Mit manchmal fatalen Folgen.

Auch Druck macht Lärm

Die Zeit vergeht nicht schneller als früher, aber wir laufen eiliger an ihr vorbei.

George Orwell (1903–1950),
englischer Schriftsteller, Essayist und Journalist

Nicht nur jene Lärmquellen, die allein wegen ihrer hohen Dezibel-Zahl zur Belastung werden, rauben uns die Ruhe. Dazu kommen die ganz normalen Begleiterscheinungen, die an vielen Arbeitsplätzen zum Alltag gehören: ständig beschäftigt sein (müssen), am besten überall zugleich sein, im Nacken drohende Deadlines spüren oder ungeduldige Kunden bedienen, denen nichts schnell genug gehen kann.

Gleichzeitig buhlen unterschiedlichste Reize um unsere Aufmerksamkeit – das Telefonklingeln, das *Pling-Pling* einlaufender E-Mails, der Arbeitsstapel auf dem Schreibtisch, der bedrohliche Ausmaße erreicht hat, der Kollege, der mit Fragen hereinstürmt, der Chef, der auf den fälligen Bericht wartet. Alles nicht besonders laut, aber in seiner Penetranz trotzdem anstrengend und stresserzeugend.

In der Freizeit geht das Bombardement auf die Sinne weiter. Ob via Facebook oder Instagram, klassisch mit riesigen Plakaten auf der Straße oder im Fernsehen: Auch fern der Arbeit setzen wir uns einer gewaltigen Flut an Reizen aus. Von Nachrichten über Werbung bis zur Unterhaltung prasseln tagtäglich tausendfach Meldungen auf uns ein. Vor allem die Werbung ist allgegenwärtig. Sei es im Supermarkt, an der U-Bahn-Haltestelle oder im Kino: Überall empfangen wir Botschaften, die uns erklären, was wir alles haben sollten oder wenigstens »haben wollen sollten«. Und wie wir es uns jetzt gleich und sofort »sichern« können, weil es eine »einmalige Gelegenheit« ist. Wie oft kaufen wir dann aus einem Impuls heraus, kaufen wir um des Kaufens willen – ob wir die Sache tatsächlich brauchen oder nicht.

Dass Ruhe und Stille oft nicht mehr mit Entspannung, Erholung und Balance assoziiert werden, sondern vielmehr mit Leerlauf und Langeweile, als müsste jeder wache Moment »optimiert« werden, ist in einer Zeit, in der äußerer und innerer Druck allgegenwärtig sind, eine logische Konsequenz. Effektivität und Effizienz sind hier die zentralen Antriebsmotoren.

Sobald eine Aktivität abgeschlossen ist, wird die entstandene »Leere« nicht dazu genutzt, Abstand zu finden, Pause zu machen, loszulassen und sich ein wenig zu erholen, sondern sie wird sofort mit Gedanken an Künftiges gefüllt, zumeist mit antreibenden Gedanken, die wieder zu neuen Aktivitäten führen. Ständig denkt es im Kopf, fast schon automatisch tickt es im Inneren weiter. Stille erscheint dann befremdlich, als etwas, was schnell durch neue Inhalte ersetzt werden muss, selbst wenn diese banal und im Grunde völlig überflüssig sind.

Das Unbehagen, allein zu sein, den Mund zu halten und einfach nur da zu sein, kam nicht mit dem Fernseher in den 1950er-Jahren, mit dem Internet in den 1990er-Jahren oder erst mit den Smartphones, es existierte bereits zu Zeiten Blaise Pascals im 17. Jahrhundert. Nicht so ausgeprägt wie heute, aber als Phänomen doch wohlbekannt.

> *Alles Unglück der Menschen kommt davon her, dass sie nicht verstehn, sich ruhig in einer Stube zu halten.*
>
> Blaise Pascal (1623–1662),
> französischer Mathematiker, Physiker, Literat und Philosoph

Vieles an der inneren Unruhe, die von einer Aktivität zur nächsten treibt, ist dem Drang geschuldet, das eigene Leben ständig weiter optimieren zu wollen – und dies, dem gesellschaftlichen Diktat des Höher-Schneller-Weiter folgend, auch zu müssen. Sei es im Beruf, in puncto Aussehen und Fitness, sogar in der Partnerschaft und in der Familie – und letztlich auch in der wenigen tatsächlich freien Zeit, die einem zur Verfügung steht.

So ist freie Zeit kaum je eine echte Ressource für Muße und Loslassen von Pflichten und Wettbewerb. Viel häufiger geht es darum, inmitten der vielen verlockenden Freizeitangebote – die natürlich möglichst alle genutzt werden wollen – eine Entscheidung zu treffen und damit eine sonst vielleicht entstehende Stille sofort mit neuen Aktivitäten zu füllen. Schnell-schnell ist Trumpf. Spannendes und Aufregendes erleben, von dem man erzählen und für das man sich feiern lassen kann. Unwillkürlich drängt sich die Frage auf: Geht das überhaupt noch, sich einfach so auf eine Parkbank zu setzen und den Blick schweifen zu lassen, einfach so, ohne Nutzen und ohne Erwartung?

2. Übung: Die Parkbank

Machen Sie doch mal die Probe aufs Exempel: Setzen Sie sich auf eine Parkbank, lassen Sie den Blick schweifen. Einfach so – für fünf Minuten. Ohne die neuesten Nachrichten. Ohne Musikberieselung. Ohne Smartphone.

Wenn es Ihnen möglich ist, dann nutzen Sie die Mittagspause für einen Abstecher in einen Park – oder gehen Sie dann hin, wenn Sie es einrichten können. Nehmen Sie einen Wecker mit. Setzen Sie sich auf eine Bank, stellen Sie die Uhr auf »5 Minuten« ein … und dann? Seien Sie einfach da. Registrieren Sie, was in Ihnen und um Sie herum vorgeht, in einer Haltung der »locker schweifenden Aufmerksamkeit«.

Nehmen Sie sich selbst wahr, wie Sie auf der Bank sitzen. Wenn Sie das Bedürfnis haben, Ihre Sitzhaltung zu verändern, geben Sie dem nach. Wenn Sie das Bedürfnis haben, sich zu recken und zu strecken, dann geben Sie dem ebenso nach.

Nehmen Sie auftauchende Gedanken und Gefühle wahr, lassen Sie zu, was da kommt, und lassen Sie es wieder ziehen. Haken Sie Ihre Aufmerksamkeit nicht daran fest.

Nehmen Sie mit Ihrer »locker schweifenden Aufmerksamkeit« auch wahr, was um Sie herum vor sich geht. Vielleicht geht jemand vorbei, vielleicht knackt irgendwo ein Ast, vielleicht singt ein Vogel, vielleicht quietschen auch irgendwo Reifen oder trötet eine Hupe. Vielleicht spüren Sie Sonnenstrahlen auf Ihrer Haut oder auch Wind, vielleicht liegt ein bestimmter Geruch in der Luft.

Lassen Sie alles Wahrgenommene, innen wie außen, kommen und gehen, aus der Haltung einer unbeteiligt beobachtenden Person heraus.

Wenn die fünf Minuten verstrichen sind, dann atmen Sie ein paarmal tief durch, erheben sich und kehren in Ihren Alltag zurück.

Wenn Sie mögen, dann halten Sie hinterher in Ihrem Notizbuch fest, was Sie erkannt und erfahren haben. Machen Sie ruhig öfter solch eine sinnesorientierte »Nachrichten-Diät« oder auch »Smartphone-Diät«. Es ist eine gute Methode, um innerlich Abstand zum Alltagsgewusel zu finden.

Impuls

Drei Ideen dazu, wann und wie ich kurze »Informationsdiäten« wie das Sitzen auf einer Parkbank in meinen Alltag einbauen kann:

1. ______________________________

2. ______________________________

3. ______________________________

Dopamin-Loop – der berühmte »Kick«

Der ist kein freier Mensch, der sich nicht auch einmal dem Nichtstun hingeben kann.

Cicero (106–43 v. Chr.),
römischer Politiker, Schriftsteller und Philosoph

Eine hohe Informationsdichte ist aber keineswegs nur anstrengend, sondern kann uns auch einen Kick verschaffen, nämlich im Gehirn die Adrenalin- und Dopamin-Ausschüttung stimulieren. Adrenalin aktiviert Energiereserven und bewirkt, dass wir uns wach, angespannt und lebendig fühlen. Dopamin gilt als »Glücksdroge«: Es hebt die Stimmung und steigert den inneren Antrieb und die Motivation. Der Botenstoff bewirkt, dass man etwas will, sucht und begehrt – egal, ob das nun eine Zigarette, ein neues Kleid, ein Sieg im Computerspiel, ein leckeres Stück Torte oder das Empfangen interessanter Neuigkeiten ist. Doch Vorsicht! Dies verschafft uns kein dauerhaftes Gefühl der Zufriedenheit, sondern erzeugt eben nur einen kurzen »Kick«. Obwohl wir erreicht haben, was wir wollten und wonach wir suchten, verfliegt das Hochgefühl leider allzu schnell und schon steht wieder das Wollen und Suchen an …

Wer sich an diese Kicks gewöhnt hat, erträgt es eher, überlastet zu sein als unterbeschäftigt, hat dann vielleicht am Computer viele verschiedene Fenster geöffnet und switcht ständig zwischen ihnen hin und her. Gleichzeitig laufen mit *Pling* und *Plopp* neue Nachrichten ein, und alles wird schnell und möglichst parallel zueinander erledigt. Jeder neue Reiz, dem gefolgt wird, ist ein neuer Kick. Das ist ganz ähnlich, wie wenn jemand, der eine Arbeit lange vor sich hergeschoben hat, urplötzlich zur Bestform aufläuft, um nun im Rekordtempo alles fertigzustellen. Wer unter Hochspannung aktiv ist, fühlt sich tatkräftig und tüchtig, fühlt sich als jemand, der die Dinge im Griff hat. Zumindest zeitweise. Und das Gehirn belohnt dies, indem es besagte Glückshormone ausschüttet. Bis die nächste Welle an Informationen, Aufforderungen und Anforderungen heranschwappt und sofortige Reaktion einfordert … Doch: Ist das wirklich wünschenswert? Hat es nicht fatale Ähnlichkeit mit einer Tretmühle? Ist der Preis dafür nicht viel zu hoch? Wie ein Hamster im Rad müssen wir uns ständig abstrampeln, um einen neuen »Kick« zu erleben, kommen aber letztendlich nicht vom Fleck. Ständig nach neuen Reizen Ausschau zu halten stimuliert, klar. Nur scheinen wir, wenn wir dieser »Glücksquelle« aufgesessen sind, nicht zu erkennen, dass dieses fortwährende Ausspähen nach Kicks uns keine länger anhaltende Befriedigung verschafft.

Probieren wir es doch mal mit dem genauen Gegenteil. Blenden wir alles aus, was uns ablenken könnte, und widmen wir uns ganz dem, was jenseits aller Sinnesreize in uns vorgeht.

3. Übung: Gezieltes Hineinhören

Für diese Übung benötigen Sie zwei Ohrstöpsel, wie man sie in einer Apotheke oder Drogerie bekommt. Nehmen Sie sich für Ihr kleines Experiment etwa 15 Minuten Zeit und sorgen Sie dafür, ungestört zu sein.

Legen Sie sich entspannt auf den Boden oder auf eine Matte, drücken Sie die Ohrstöpsel sanft in Ihre Ohren und kontrollieren Sie deren Position, bis Sie den Eindruck haben, dass sie gut und bequem platziert sind.

Legen Sie Ihre Hände neben sich auf den Boden oder auf die Matte. Entspannen Sie sich und nehmen Sie ein paar tiefe Atemzüge. Konzentrieren Sie sich nun ausschließlich auf Ihr Inneres. Was nehmen Sie wahr? Welche Körpergeräusche? Atmen Sie, während Sie Ihre Wahrnehmung nach innen richten, ganz ruhig und entspannt weiter, lassen Sie den Atem einfach von selbst kommen und gehen, ohne willentlich Einfluss zu nehmen.

Nun legen Sie Ihre Hände auf Ihren Brustkorb. Atmen Sie wieder ganz entspannt ein und aus. Welche Körpergeräusche nehmen Sie wahr? Welche davon sind relativ laut, welche relativ leise? Beim letzten Ausatmen lassen Sie alle Anspannung im Bereich des Brustkorbs abfallen. Stellen Sie sich vor, wie die Spannung Sie mit dem Ausatmen verlässt. Als nächstes legen Sie Ihre Hände sanft auf den Solarplexus. Atmen Sie ganz entspannt ein und aus, lauschen Sie konzentriert auf die Körpergeräusche und entspannen Sie die Gegend um den Solarplexus beim letzten Ausatmen wieder so gut es Ihnen möglich ist. Anschließend wandern Ihre Hände hin zum Unterbauch. Wieder atmen Sie entspannt ein und aus, nehmen die Körpergeräusche wahr und entspannen anschließend die Bauchgegend. Nun legen Sie die Hände wieder neben Ihren Körper. Fahren Sie fort, den Atem entspannt ein- und ausfließen zu lassen, und hören Sie in sich hinein. Wie nehmen Sie die Geräusche in Ihrem Körper jetzt wahr? Hat sich gegenüber dem Anfang der Übung etwas geändert, oder gibt es keinen Unterschied?

Halten Sie Ihre Beobachtungen und Ihre Gedanken dazu in Ihrem Notizheft fest.

Impuls

In welchen drei Situationen wollen Sie einmal mit der Übung des gezielten Hineinhörens experimentieren?

1. ______________________________

2. ______________________________

3. ______________________________

FOMO – die Angst, etwas zu verpassen

Keine Generation vor uns ist je so von Informationen überflutet worden wie wir heute – sei es durch die Überfülle angebotener Waren, die Werbe-Dauerbeschallung in Kaufhäusern und Discountern, die Vielzahl von Veranstaltungen oder die unübersichtliche Menge an Nachrichten in Internetportalen, Foren und sozialen Medien. All dies scheint wahre Kämpfe auszutragen, um sich unsere Aufmerksamkeit zu sichern. Je lauter und je greller, desto größer die Chance, ins Bewusstsein zu dringen. Zumindest glauben das viele Werbetreibende im Bestreben, sich gegenseitig zu überbieten. Und in vielen Fällen scheint es ja auch zu stimmen.

Zumindest baut sich unterschwellig Stress in uns auf, sich mit alledem befassen zu müssen, um herauszufinden, was davon wichtig sein könnte und was nicht. Viele Menschen haben diesen Druck verinnerlicht, und nicht nur das: Sie entwickeln einen regelrechten Hunger danach, unentwegt informiert zu werden, wollen die aktuellen Nachrichten kennen, die angesagtesten Klamotten tragen, die hipsten Veranstaltungen besuchen. Sozusagen einen Kick nach dem nächsten erleben. Nur nichts versäumen! Immer auf dem Laufenden sein!

Unter dieser Art Neu-Gier zu leiden heißt, die Fähigkeit zu verlieren, Dinge einfach nur zu genießen – ohne ständige Vergleiche, ohne den Zwang, dass alles perfekt, optimal und beneidenswert sein muss. Die Angst, etwas zu verpassen, steigert Unruhe, Nervosität und Hektik, die angesichts der überbordenden Vielfalt dessen, was man wissen, erleben und haben müsste, unterschwellig wirksam wird. So ist man ständig auf dem Sprung und sich nie sicher, ob man die richtige Wahl getroffen hat. FOMO steht für »Fear of missing out«: die Angst, etwas zu verpassen, die ständige Furcht, etwas Wichtiges könnte einem entgehen. Vielleicht ein genussreiches Erlebnis, ein spannendes Event oder das trendige Must-have.

Dies ist kein neues Phänomen, hat sich aber durch digitale Medien, Smartphones und Co. erheblich verstärkt. Es wird zum »Lärm«, der von innen kommt, der Unruhe erzeugt und Unzufriedenheit schürt. Denn natürlich hat man bei dieser Jagd nach Kicks nicht immer die Nase vorn. Dabei spielt auch die beschriebene Fülle der Wahlmöglichkeiten eine Rolle. Ob im Job, ob in der Freizeit oder beim Einkaufen: Die Vielzahl der Möglichkeiten macht es oft schwer, sich einfach für etwas zu entscheiden und dann auch dabei zu bleiben. Stattdessen lauert stets die Ungewissheit im Hintergrund: War das die richtige Wahl? Kommt vielleicht doch eine noch bessere Option daher? Was ist, wenn mir das entgangen ist und ich nur das zweit- oder drittbeste genommen habe? Wenn jemand anders die Nase vorn hat? Diese Angst machen sich Marketing und Werbung zunutze. Behauptungen wie »Nur noch drei auf Lager«, »Nur noch für kurze Zeit«, »Nur heute« sollen einen Kaufimpuls auslösen. Die Befürchtung, eine gute Gelegenheit zu verpassen, ist uns unangenehm und wir wollen dies vermeiden. Daher kaufen viele von uns bedenkenloser, wenn suggeriert wird, von einem bestimmten Produkt sei nur noch eine begrenzte Anzahl vorhanden oder das Angebot sei auf einen kurzen Zeitraum beschränkt. Typisch FOMO.

Die meisten von uns sind FOMO-anfällig, allerdings in unterschiedlicher Ausprägung und in unterschiedlichen Zusammenhängen. Die eine will keine neue Nachricht auf ihrem Smartphone verpassen und ist ständig am Daddeln, der andere ist anfällig für Schnäppchen und hat inzwischen ein beachtliches Warenlager zu Hause, jemand anders wiederum muss bei allen angesagten Events gewesen sein, um sich okay zu fühlen. Alle Erscheinungsformen von FOMO hängen mit unserer Fähigkeit zusammen, die eigenen Wünsche kontrollieren und Impulsen widerstehen zu können. Und das lässt sich lernen oder wiedererwerben.

4. Übung: Worin besteht der Reiz?

Führen Sie einen Tag lang eine Liste, in der Sie die für Ihren Alltag typischen Informationsreize festhalten – immer dann, wenn sie gerade aufgetaucht sind. Sie können ihnen nachgehen oder auch nicht, je nachdem, wonach Ihnen ist. Sie müssen sich also nichts »verbieten«. Es geht nur darum, die entsprechende Regung festzuhalten.

Am Abend nehmen Sie sich die Liste zur Hand und überlegen, was das Schlimmste wäre, das eintreten könnte, wenn Sie der entsprechenden Regung nicht mehr nachgeben würden. Was hätte wirklich ernsthafte Nachteile? Was nicht? Ziehen Sie dann ein schriftliches Fazit aus der Übung und Ihren Erkenntnissen.

Impuls

Drei Informationen, Events oder Erlebnisse, die Sie künftig sorglos verpassen wollen:

1. ______________________________

2. ______________________________

3. ______________________________

Und ewig grüßt der Wettbewerb

Wohl jedem gefällt es, im Vergleich mit anderen einen Wissens- oder Informationsvorsprung zu haben und auch Vorteil daraus zu ziehen. Zum einen will man zu einer bestimmten gesellschaftlichen Gruppe gehören, zum anderen ist es schmeichelhaft, mit dem, was man weiß, hat oder kann, vorne dran zu sein. Dahinter stecken die Bedürfnisse nach Status, Macht, Anerkennung und Kontrolle. Etwas zu können, zu wissen oder zu besitzen, was anderen (noch) nicht zur Verfügung steht, und dafür bewundert zu werden erhöht die eigene Attraktivität und stärkt das Selbstwertgefühl. Nicht beachtet zu werden und außen vor zu sein deprimiert hingegen. Dementsprechend wird viel Energie darauf verwandt, auf dem neuesten Stand zu sein, mithalten zu können und am besten ganz vorne mit dabei zu sein. Sei es beim Outfit, bei technischen Neuheiten oder ganz generell bei dem Besitz von gerade angesagten Statussymbolen. Bescheid wissen, mitreden können, nur nichts »Wichtiges« verpassen! Und so muss man bei jedem Event dabei sein und jeden als hip geframten Termin wahrnehmen, sogar dann, wenn einen der Anlass oder das Thema gar nicht interessiert.

Für wen es ein »Muss« ist mitzuhalten, der befürchtet dabei auch, andere könnten mehr erleben, besitzen oder wissen, könnten reicher oder glücklicher sein. Wer ständig Angst hat, ins Hintertreffen zu geraten oder etwas zu verpassen, hat meist eine übervolle To-do-Liste, klagt über Zeitmangel und hetzt von einem angesagten Termin zum nächsten: von der Party zur Ausstellung, vom Kinofilm zum Konzert. Außerdem müssen ja die Aktivitäten auch noch in den sozialen Medien gepostet werden, damit andere mitbekommen, was man gerade Tolles erlebt. Über permanente Statusupdates lassen sich Nutzer von Facebook, Twitter, Instagram und Co. über die Aktivitäten ihrer Freunde informieren. Nicht umsonst wird FOMO stark mit den sozialen Medien in Verbindung gebracht, die dazu herausfordern, sich ständig mit anderen Usern zu vergleichen. Sieht man sich »besser« als andere aufgestellt, gibt es den berühmten Kick, sieht man andere im Vorteil, fühlt man sich zurückgesetzt und abgewertet. Wobei man sagen kann: Wer mit seinem Leben unzufrieden ist, ist anfälliger für FOMO als jemand, der sein Leben gut findet, so wie es ist.

5. Übung: Zeitlicher Abstand

Lockende Angebote, die auf unsere Impulsivität setzen, wollen uns gerne weismachen, es gehe um »jetzt oder nie«: Wird eine günstige Gelegenheit nicht sofort wahrgenommen, geht die Chance für immer verloren.

Um gegenzusteuern, probieren Sie doch mal Folgendes: Schaffen Sie bewusst einen zeitlichen Abstand. Gehen Sie am morgigen Tag keinen FOMO-Impulsen nach, doch wehren Sie sie auch nicht mit einem kategorischen »Nein« ab. Vertagen Sie das, worauf sie gerade anspringen wollten. Versprechen Sie sich selbst, einen festen Zeitraum für diesen Impuls einzuplanen und ihm erst dann nachzugehen. Nehmen Sie in Kauf, dass DIE Gelegenheit dann vorbei sein könnte. Was ist schlimm daran? Würde es Sie in einem Monat oder in einem Jahr immer noch aufregen, dass sich jemand anders das angesagte Computerspiel, das tolle Kleid, den smarten Rasierer geschnappt hat? Dass Sie nie erfahren haben, warum der eine Promi sich mit dem anderen Promi in die Wolle gekriegt hat?

Reservieren Sie sich später am Tag – am besten am Feierabend – eine halbe Stunde, in der Sie sich gestatten, sich all den verschobenen FOMO-Impulsen zu widmen. Vielleicht stellen Sie fest, dass einiges von dem, was Sie glaubten »jetzt unbedingt« anschauen, bestellen, erleben zu müssen, erheblich an Attraktivität verloren hat.

Notieren Sie, welche Erfahrungen Sie mit den »verschobenen Impulsen« gemacht haben. Was ist Ihnen leicht-, was eher schwergefallen? Haben Sie, wenn Ihnen das Verschieben gelungen ist, einen Unterschied in Ihrer Konzentrationsfähigkeit und Ihrer Produktivität bemerkt? Wie sah es mit Ihrer Stimmung danach aus?

Impuls

Drei Ideen, was mich dabei unterstützen kann, FOMO-Impulsen zu widerstehen:

1. ______________________________

2. ______________________________

3. ______________________________

Lärm von innen

Nicht nur von außen stürmt vieles – allzu vieles – auf uns ein. Nicht nur Termindruck raubt uns die Ruhe, allzu oft machen wir uns auch durch Sorgen und Grübeleien zusätzlichen Stress. Viel von diesem Lärm von innen ist reines Kopfkino und hat wenig oder gar nichts mit einer uns überfordernden Umgebung zu tun. So nutzen wir Reize, die von außen kommen, auch gerne dazu, vor dem innerlichen Gedanken- und Gefühlstheater davonzurennen, um uns diesem nicht aussetzen zu müssen.

Carl Gustav Jung wird die These zugeschrieben, wir würden vor der Stille zurückschrecken, weil sie uns mit uns selbst konfrontiert. Was heißt: Wenn es außen sehr still ist, wird es möglicherweise innen sehr laut. Das kann wie ein innerer Shitstorm anmuten. Der innere Lärm wird in der Stille hörbarer. Grübeln belastet und fährt die Lebensfreude runter. Kein Wunder, dass wir davor flüchten möchten. Wir wollen nicht mehr an die gescheiterte Beziehung, die verpasste Chance oder den überzogenen Dispokredit denken, sondern uns mit etwas ablenken, das unsere Aufmerksamkeit fesselt und die trübe Stimmung aufhellt. Unangenehme Gedanken und Gefühle scheinen sich durch ständige Aktivität gut verdrängen zu lassen. Wenn wir die Stille meiden, müssen wir uns scheinbar nicht mit Konflikten, Ängsten, Traurigkeit oder einfach mit uns selbst auseinandersetzen. Doch die Rechnung geht nicht auf. Gedanken und Gefühle lassen sich nur begrenzt »bekämpfen«. Sobald die letzte Runde des spannenden Computerspiels vorüber ist, die letzte Folge der Serie geguckt ist, springen die Gedanken wieder hervor wie die Kistenteufel. Noch mehr in den Tag hineinzustopfen, um den quälenden Gedanken zu entkommen, fruchtet nicht – ganz im Gegenteil. Denn die Vorstellung, unwillkommenen Gefühlen oder Langeweile zu entkommen, indem wir ständig Informationen konsumieren und zu jeder Tageszeit erreichbar sind, ist naiv. Je mehr wir unternehmen, um Befürchtungen, Erinnerungen, Unlustgefühle und Langeweile wegzuschieben, desto stärker drängen die unerwünschten Regungen nach vorne. Es ist wie Schattenboxen. Die Lösung liegt offensichtlich nicht im Immer-mehr, Immer-schneller, Immer-sensationeller.

Sich dem destruktiven Kopfkino auszusetzen macht aber auch nicht gerade glücklich. Manchmal ist es Vergangenes, das unsere Aufmerksamkeit voll vereinnahmt – wenn wir zurückliegende Geschehnisse immer wieder innerlich durchkauen. Den Streit mit der Freundin, die Kränkung durch einen Kollegen, eine Auseinandersetzung mit dem Partner. Alle möglichen Fehler, die wir glauben, gemacht zu haben. Ungerechtigkeiten, Zurückweisungen, Benachteiligungen.

Oft aber sind Grübeleien auch auf etwas gerichtet, was sich noch gar nicht ereignet hat. Auf die Zukunft gerichtete Sorgen und Befürchtungen, mit denen wir uns selber in einen Alarmzustand hineinkatapultieren, veranlassen unser Gehirn, die gleichen Stresshormone auszuschütten, als würden wir uns tatsächlich in der vorgestellten Situation befinden. *Was soll nur werden, wenn…?* ist hier das Motto. Und schon spult sich ein innerer Film ab, so voll mit Katastrophenerwartungen, dass jeder Thrillerautor neidisch werden könnte.

Belastendes und Schwieriges im Kopf durchzuspielen ist völlig normal. Schließlich wollen wir etwas finden, was uns aus der misslichen Lage herausführen kann. Doch allzu viel ist ungesund.

Wer seine Gedankenwelt von Vergangenem oder Zukünftigem überwuchern lässt, nimmt häufig die Gegenwart nur mehr oberflächlich wahr, hat kein Auge mehr für den warmen Schein einer Kerze und kein Ohr mehr für das Schnurren einer Katze, kriegt manchmal nicht einmal einen Wetterwechsel mit oder den Wandel der Jahreszeiten. Und da ziehen sie dann dahin, die gegenwärtigen Augenblicke. Ganz unbemerkt von unseren Sinnen führt uns der Lärm im Kopf hinein in einen Tunnel eingeengter Wahrnehmung.

Statt sich in alle möglichen Informationen, Events und Erlebnisse zu flüchten, hilft es, immer mal wieder den Stecker zu ziehen, ganz bewusst Abstand zu nehmen und sich zu sagen: »Jetzt ist nicht gestern, und jetzt ist nicht morgen. Jetzt ist jetzt. Und das ist gut so. Jetzt tauchen Gedanken und Gefühle auf, die ich eigentlich nicht haben will. Okay. Dann ist das so. Sie dürfen da sein. Ich nehme sie einfach nur zur Kenntnis und wende mich wieder dem Hier und Jetzt zu.«

6. Übung: Grübel-Stopp

Wenn sich das nächste Mal Ihre typischen Grübelgedanken um Künftiges einschleichen wollen, brechen Sie diese bewusst ab, indem Sie innehalten und »Stopp!« denken. Sollten Sie bei dieser Attacke alleine im Raum sein, können Sie auch schwungvoll in die Hände klatschen und das »Stopp!« laut ausrufen.

Damit sich die quälenden Fantasievorstellungen nicht wieder »wie von selbst« einschalten, sollten Sie Ihre Gedanken jetzt sofort in eine andere Richtung lenken. Auf das »Stopp!« muss also ein anderer, ein kontrastierender Gedanke folgen. Lassen Sie dazu den Blick über all das schweifen, was gerade um Sie herum ist. Werden Sie sich möglichst vieler Einzelheiten bewusst – wie der Raum beschaffen ist, in dem sie sich befinden, welche Farben dominieren, welche Möbel darinstehen, was Sie sehen, wenn Sie aus dem Fenster schauen, und so weiter. Werden Sie sich auch Ihrer selbst bewusst, spüren Sie, welchen Raum Sie einnehmen, wie Ihre Haltung gerade ist. Folgen Sie Ihrem Atem, wie er ein- und ausströmt.

Schauen Sie wieder aus dem Fenster und stellen Sie sich nun vor, dass sich dieses Ereignis, das in Ihnen Befürchtungen auslöst, von Ihnen entfernt. Dass es mit jedem Ausatmen ein Stück weiter in die Ferne rückt, bis es schließlich zu einem kleinen Punkt am Horizont wird. Vergegenwärtigen Sie sich dabei, wie viel Wegstrecke zwischen Ihnen und dem liegt, was geschehen könnte.

Sagen Sie dann zu sich selbst so etwas wie: »Jetzt bin ich hier und genieße das, was jetzt ist, jetzt in diesem Augenblick. Hier und jetzt ist alles völlig in Ordnung. Wenn die Zeit gekommen ist, wo ich tatsächlich handeln kann, dann werde ich mich um diese Sache kümmern. Dann, erst dann. Jetzt kann ich ganz ruhig sein. Hier im Jetzt ist nichts, was mir droht. Wenn es so weit ist, werde ich handeln. Wenn es so weit ist, werde ich das bewältigen.«

Wiederholen Sie die Übung jedes Mal, wenn sich die alten Grübelgedanken wieder in Ihrem Bewusstsein breitmachen wollen. Nach einer Weile werden Sie merken, dass diese seltener auftauchen und dass Sie stattdessen gegenwartsbezogener denken und handeln.

Impuls

Bei welchen Ihrer »Lieblingsgrübelgedanken« wollen Sie eine Woche lang mit der Übung des Grübel-Stopps experimentieren?

1. ______________________________

2. ______________________________

3. ______________________________

STILLE

ZEIT FÜR SICH

DIE VIELEN GESICHTER DER STILLE

Stille hat je nach Befindlichkeit und Erscheinungsform ganz unterschiedliche Wirkungen auf uns. Sie kann angenehm oder unangenehm sein, beglückend oder bedrückend, anregend oder langweilend, entspannend oder bedrohlich. Für Körper, Geist und Seele ist sie jedoch auf jeden Fall eine Erholung – gerade in der heutigen Zeit allgegenwärtigen Lärmens.

Stille kontra Geräuschlosigkeit

Die Stille beginnt streng genommen da, wo das Hörvermögen endet. Beim Menschen liegt die Untergrenze des Hörbaren bei etwa 16 Hertz, während manche Tiere ein viel feineres Gehör haben. Beispielsweise die Taube, die ganz und gar nicht taub ist und noch Infraschallregionen von 0,1 Hertz wahrnehmen kann. *(Siehe Tabelle Seite 20)*

Zwar versteht man unter dem Begriff »Stille« tatsächlich die Abwesenheit von Geräuschen aller Art – worauf auch das Synonym »Lautlosigkeit« hinweist –, dennoch meint Stille nicht unbedingt ein *vollständiges* Fehlen jeglicher Schallbewegungen.

Eine absolute Geräuschlosigkeit würde kein Wohlgefühl erzeugen, ganz im Gegenteil. Darauf deutet auch das umgangssprachliche Wort »Totenstille« hin, womit gemeint ist, dass tatsächlich absolut nichts zu hören ist. Absolute Stille erzeugt Angst – insbesondere dann, wenn sie länger anhält.

Dies haben auch Experimente mit Probanden im sogenannten »schalltoten Raum« anschaulich demonstriert. Dort verschlucken die Wände alle Töne, anstatt sie zurückzuwerfen, wodurch keine Resonanz möglich ist. Das Fehlen von Resonanz ruft Beklommenheit hervor. Die meisten Menschen haben mit einer absoluten Stille ernste Probleme, körperlich wie auch psychisch, sie empfinden dann Unbehagen und sogar Angst, verspüren manchmal auch Gefühle von Trauer und Verlassenheit.

Künstliche Stille

Einer der stillsten Orte der Welt ist ein künstlicher Raum der Firma »Orfield Laboratories« im US-Bundesstaat Minnesota. Die Kammer liegt inmitten dicker Wände aus Stahl, Beton und Glasfasern. Mittels dieser Ausstattung werden alle Geräusche aufgesaugt. Der Boden ist elastisch, sodass selbst beim Gehen keinerlei Geräusche entstehen. In dem stillen Kämmerchen wird eine Lautstärke von etwa -9 Dezibel gemessen.

Die Stille dient dazu, die Geräuschlosigkeit im Weltall nachzuahmen, der viele Menschen nicht gewachsen sind. Daher begeben sich zumeist Astronauten in die Kammer, in der sie einen Vorgeschmack auf das ausschließliche Nicht-wahrnehmen-Können von Lauten im Weltraum erhalten. Und diese absolute Stille hat es wahrhaftig in sich.

Angenehm fühlt sich das Fehlen jeglicher Geräusche nicht an: Absolute Stille wie in dieser Testkammer oder anderen, meist für Studienzwecke konstruierten schalltoten Räumen, bedrückt. Unbewusst bringen wir damit Tod oder auch Leichenstarre in Verbindung.

Nicht von ungefähr ist es eine wirksame Foltermethode, jemanden in einen schallisolierten, dunklen Raum einzusperren und so mit einer totalen Stille zu konfrontieren. Diese sogenannte »Weiße Folter« – unter dem Begriff versteht man Foltermethoden, die wenig bis überhaupt nicht schlüssig nachzuweisen sind, die jedoch insbesondere die Psyche stark in Mitleidenschaft ziehen – macht sich das Phänomen zunutze, dass unser Gehirn mit kompletter äußerer Stille überfordert ist. Unwillkürlich werden ständig Laute antizipiert. Vielfach wird auf das Fehlen jeglichen Geräusches mit Denkstörungen, Wahrnehmungsstörungen oder auch Halluzinationen reagiert.

Auf das Niederdrückende an fehlender Resonanz ist es wohl auch zurückzuführen, dass viele Menschen sogar relative Stille kaum ertragen können und sich freiwillig einer Dauerbeschallung aussetzen – mittels Fernseher, Radio oder Streamingdiensten. Ein geringes Maß an Reizen in der Umgebung wird von manchen als Bestrafung, als Mangel, als Langeweile empfunden.

Da liegt der Schluss nahe, wir hätten heute trotz allen Leidens unter einer viel zu lauten Umgebung das bewusste Wahrnehmen und die Wertschätzung von Stille weitgehend verlernt. Wo Stille doch so viele wohltuende Qualitäten hat, die nur darauf warten, von uns (wieder-)entdeckt zu werden!

Es ist schon paradox: Scheinbar ringen in uns zwei Bedürfnisse miteinander. Eine Seite sehnt sich nach Stille und Erholung, die andere nach Stimulation und Aktion.

7. Übung: Was bedeutet Stille für Sie?

Wir alle verbinden unterschiedliche Erfahrungen und Erlebnisse mit stillen Momenten, erinnern uns an Sinneseindrücke, Menschen und Orte, an denen sich Stille gezeigt hat – willkommen oder unwillkommen.

Was bedeutet Stille für Sie? Schließen Sie bitte für einen Moment die Augen und lassen Sie die Frage auf sich wirken. Lauschen Sie auf das, was da in Ihnen als Antwort(en) aufsteigt. Dann nehmen Sie Ihr Notizbuch zur Hand und notieren Sie Ihre Einfälle. Bilden Sie dazu Sätze, die alle mit den gleichen Worten anfangen:

Stille ist für mich ______________________________

Stille ist für mich ______________________________

Stille ist für mich ______________________________

Impuls

Drei Ideen, wo und wie Sie künftig häufiger Momente der Stille erleben können:

1. ______________________________

2. ______________________________

3. ______________________________

Definition: Was macht Stille aus?

Es gibt Wichtigeres im Leben, als beständig dessen Geschwindigkeit zu erhöhen.

Mahatma Gandhi (1869–1948),
indischer Freiheitskämpfer und Politiker

Der Eindruck von Stille ist uns immer dann gegenwärtig, wenn kein Laut zu hören ist, den wir als störend empfinden – unabhängig davon, wie laut oder leise dieses Geräusch sein mag. Genau wie der Begriff »Ruhe«, der oft als Synonym benutzt wird, scheint Stille davon geprägt zu sein, dass jegliche Bewegung fehlt. Die Wörter Stillhalten, Stillstand und auch Stillleben drücken dies aus.

Jenseits von individuellen Wahrnehmungen gibt es natürlich auch eine »offizielle« Definition von Stille. Der Duden nennt zwei Bedeutungen des Wortes »Stille«, die unterschiedliche Aspekte des Begriffes umschreiben. Zum einen kann »Stille« ein wohltuender Zustand sein, der durch kein lärmendes, unangenehmes Geräusch gestört wird. Zum anderen beschreibt das Wort »Stille«, dass plötzlich kein Ton mehr zu hören ist.

Im Alltag sind beide Aspekte gleichermaßen wichtig: die Stille als Zustand ebenso wie die Stille als vorübergehender Kontrast zum Geräusch. Zum einen gilt es, sich bewusst Auszeiten zu gönnen, um für eine längere Zeitspanne einen Zustand der Stille zu erleben. Wir können zum Beispiel durch Wandern, durch Meditieren, Gärtnern, Malen oder auch Fotografieren in der Natur zu uns selbst kommen. Ebenso ratsam ist es, sich im oft überlauten Alltag hin und wieder bewusst vor Geräuschen zu schützen. Gönnen wir uns zwischendurch Mini-Auszeiten, können wir die innere Balance stärken.

Aktivität und Erholung – beides ist wichtig, um gesund und leistungsfähig zu bleiben und die Lebensfreude zu erhalten. Leider wird diese notwendige Balance zwischen Engagement und Pause, zwischen lauten, stressreichen Phasen und Phasen der Stille oftmals vernachlässigt.

Im Bestreben, Zeit optimal zu »managen«, fallen die wichtigen Momente der Ruhe und des Abstand-Findens häufig hinten herunter. Oft meinen wir, dass sie nicht den gleichen hohen Stellenwert haben wie Termine und zu erledigende Aufgaben. Dass das eine kurzsichtige Betrachtungsweise ist, merken wir meist erst, wenn uns die Erschöpfung so stark übermannt, dass Erholung lange dauert. Auch wenn es uns theoretisch völlig klar ist, dass Gesundheit und Wohlbefinden die Balance von Anspannung und Entspannung, von Anreizen und Ruhe, von Stimulation und Stille braucht, handeln wir immer wieder so, als seien wir selbst die große Ausnahme, die über ein unerschöpfliches Energiereservoir verfügt und ohne Pause durch den Tag jagen kann – von einer Aktivität zur nächsten und unentwegt beschallt von Geräuschquellen verschiedenster Art.

Der eigentliche Knackpunkt dabei ist die unablässige Erreichbarkeit. Die Zeiten der schriftlichen Anfragen per Brief sind lange vorbei – und die Kommunikation hat sich seitdem stetig beschleunigt. Vor allem mit dem Siegeszug der Smartphones hat die Geschwindigkeit, in der Reaktionen erwartet werden, zugelegt. Sich echte »Aus-Zeiten« zu gönnen, wurde damit weiter erschwert.

Diese Hetzerei durch den Tag in permanenter Unruhe hat unerwünschte Nebenwirkungen. Auf Dauer verkürzt es die individuelle Aufmerksamkeitsspanne rapide. Man kann die Gedanken »nicht mehr beisammenhalten«. So gestaltet es sich zunehmend schwierig, ganz bei einer Sache zu bleiben und diese zu Ende zu bringen.

Zerstreutheit und Vergesslichkeit nehmen zu, während die Frustrationstoleranz schwindet. Wir tun uns also keinen Gefallen, wenn wir hier einfach resignieren. Vielmehr geht es darum, ganz individuell Möglichkeiten auszuloten, uns Freiräume zurückzuerobern. Kleine Freiräume und größere Freiräume.

Was nur wenige wissen: Stille hat eine noch stärkere entspannende Wirkung auf uns als entspannende Musik. Dies ist das Ergebnis einer Studie englischer und italienischer Forscher, die den Einfluss von Musik auf den Blutdruck sowie die Herz- und Atemfrequenz untersuchten.

Sie fanden heraus, dass die jeweiligen Werte umso stärker in die Höhe gehen, je schneller der Rhythmus der gehörten Musik ist, während langsame Musik eine beruhigende Wirkung hat – was allerdings von stillen Phasen zwischen Musikintervallen noch deutlich getoppt wird!

8. Übung: Reizquellen auf die Spur kommen

Nehmen Sie sich fünf Minuten Zeit und überlegen Sie, was Sie davon abhält, sich konzentriert einer Sache zu widmen. Gehen Sie im Geiste einen ganz normalen Arbeitstag durch und halten Sie fest, welchen Reizen Sie von früh bis spät ausgesetzt sind oder sich selbst aussetzen. Zum Beispiel Lärm, akustischen und visuellen Informationen sowie Unterbrechungen durch andere. Eben die Dinge, die innerlichen Druck erzeugen und Ihr Gleichgewicht ins Wanken bringen.

Halten Sie alle Erkenntnisse schriftlich fest, die Ihnen in den Sinn kommen. Wenn Sie Ihre Überlegungen aufgelistet haben, dann ordnen Sie ihnen bestimmte Zahlen zu: Mit der Zahl 1 bezeichnen Sie die Phänomene, die sich zeitnah verändern oder ausschalten lassen, mit der Zahl 2 diejenigen, von denen Sie sich mittelfristig oder mit einigem Aufwand befreien können. Die Zahl 3 erhalten die Reize, die kaum oder gar nicht zu beeinflussen sind. Am Ende der Übung haben Sie einen recht genauen Überblick über Ihre Handlungsmöglichkeiten.

Impuls

Drei negative Reize, die ich sofort ausschalten will:

1. ______________________________

2. ______________________________

3. ______________________________

Wenn Sie diesen Impuls erfolgreich in die Tat umgesetzt haben, nehmen Sie sich weitere Reize auf Ihrer Liste vor, und arbeiten Sie sich von »leicht« nach »schwieriger« vor.

Stille als Last

Stille ist gar nicht so einfach auszuhalten. Da kann die Zeit in der einsamen und zur Erholung gebuchten Hütte am Meer auch mal Stress hervorrufen. Stille genießen zu können muss oft zunächst erlernt werden.

Vor allem wenn Stille nicht selbst gewählt ist, kann sie uns mulmige Gefühle bescheren, kann sie uns verstören und ängstigen. Nicht zuletzt weist das Wort »Totenstille« darauf hin, dass wir Geräusche und Bewegung mit Lebendig-Sein assoziieren, während wir bei Laut- und Reglosigkeit an Nicht-vorhanden-Sein von Leben denken. Wer schon einmal alleine auf einem Hügel oder Berggipfel gestanden und über eine weite, schneebedeckte Fläche geschaut und dabei ringsum, soweit das Auge reichte, nichts als Schnee wahrgenommen hat, ohne dabei einen einzigen Laut zu hören, der hat neben Faszination vielleicht auch so etwas wie eine vage Angst verspürt.

Stille kann öde sein. Stille kann langweilig sein. Stille kann bedrohlich sein. Auch unangenehm und beklemmend kann Stille sein. Das wird jeder schon erlebt haben.

Schon seit etlichen Jahren gibt es in Deutschland den Trend, allein zu leben. In Großstädten ist der Ein-Personen-Haushalt mit fast 40 Prozent die häufigste Wohnform. Auf ganz Deutschland bezogen lebte 2018 jeder fünfte in einem Single-Haushalt. Wie viele davon sich selbstbestimmt dafür entschieden haben und wie viele aufgrund der jeweiligen Lebensumstände zum Alleinleben gezwungen sind, weiß man nicht. Was auch heißt: Alleinleben und Alleinsein sind keineswegs gleichbedeutend mit Einsamkeit. Allein zu sein heißt zunächst nur, nicht mit anderen zusammen zu sein. Während das selbst gewählte Alleinsein ein Hort der Ruhe und der Inspiration sein kann, macht das unfreiwillige Alleinsein Probleme. Es bewirkt, sich einsam zu fühlen.

Doch was hat Einsamkeit mit Stille zu tun? Wer einsam ist, vermisst Kontakte zu anderen Menschen und die Gemeinschaft mit Nahestehenden, erlebt eine unerwünschte Stille im Verborgenen, eine soziale Stille sozusagen. Schon bald entsteht der Eindruck: Niemand wechselt mehr als nur belanglose Worte mit mir. Niemand kümmert sich um mich. Niemand berührt mich. Ich bin niemandem wichtig. Statt Nähe, Gemeinschaft und Lebensfreude – nur Stille.

Während der Corona-Krise lebten viele Menschen in einem Dauerzustand der ungewollten Stille. Die Ausgangssperre, die verhängt wurde, machte einigen zu schaffen. Die strikten Kontaktbeschränkungen trafen viele allein lebende ältere Menschen hart, aber insbesondere auch Menschen, die schon vor dem verordneten Lockdown an depressiven Verstimmungen, Angsterkrankungen oder chronischen Schmerzen und körperlichen Einschränkungen litten. Nun dazu »verurteilt« zu sein, zu Hause zu bleiben und soziale Kontakte nicht mehr persönlich pflegen zu können, brachte so manchen an seine Grenzen. Wenn ein liebevoll zugewandtes Gegenüber fehlt, kann Stille zur Qual werden, was auch nicht durch Fernseher, Radio und elektronische Medien kompensiert werden kann. Als soziale Wesen brauchen wir erfüllende Beziehungen zu unseren Mitmenschen. Sich einer Gemeinschaft zugehörig zu fühlen, beachtet und erwünscht, gebraucht und wertgeschätzt zu werden gehört zu unseren menschlichen Grundbedürfnissen.

Einsamkeit muss nicht zwingend mit Alleinsein verbunden sein. Wir können uns auch inmitten von anderen Menschen einsam fühlen, wenn wir mit ihnen nur wenig teilen, wir ihnen oder sie uns nur wenig bedeuten.

Auch in der Kommunikation, in Gesprächen und Beratungen kann sich urplötzlich Stille ausbreiten. Wenn einer nicht mehr weiterweiß. Wenn Fragen auftauchen, für die keiner eine Lösung parat hat. Wenn alle schweigen – aus Angst, sich zu blamieren.

Wohl jeder von uns hat Situationen peinlichen Schweigens schon etliche Male erlebt. Wenn beispielsweise in der Schule oder später auch im Job etwas schiefläuft und dann gefragt wird, auf wessen Konto das denn ginge. Dann entsteht meist ein ausgesprochen unbehagliches Schweigen. Oder wenn man bei einer Betriebsfeier bemüht ist, mit seinem Gegenüber ins Gespräch zu kommen und dann beim Small Talk plötzlich weder einem selbst noch dem anderen mehr etwas einfällt. Da breitet sich Verlegenheit aus, und jeder ist bestrebt, sich schnell jemand anderem zuzuwenden.

Besonders unangenehm ist das manipulativ eingesetzte Schweigen, wodurch jemandem Informationen oder Zugeständnisse entlockt werden sollen. Es wird darauf spekuliert, dass das Gegenüber die Stille nicht aushält und dann etwas preisgibt, was für die eigenen Zwecke ausgenutzt werden kann. Nicht so gefährlich wie der Einsatz der Stille zur gezielten Manipulation, aber doch überaus kränkend ist das den anderen übergehende, ignorierende Schweigen, das demonstrieren will, dass das Gegenüber nicht einmal einer Antwort für würdig befunden wird.

Die Begriffe »Stillschweigen« oder »verschweigen« werden hingegen oft dafür gebraucht, ein Geheimnis zu bewahren oder ein Geschehen zu verdecken. Man denke etwa an ein Familiengeheimnis, das von allen Beteiligten verschwiegen wird und wo jemand, der Fragen stellt, auf die buchstäbliche »Mauer des Schweigens« stößt. Diese Geheimnisse betreffen meist Verstöße gegen gesellschaftliche oder ethische Normen, Unrecht, Schwächen, unbedachtes Handeln oder Versagen und was diese Handlungen für Beteiligte und Betroffene bedeuten. Häufig geht es um die Themen Gewalt, Sexualität, Sucht, Geld und Impulshandlungen, manchmal auch Erkrankungen, Suizid oder Suizidversuche, meist Geschehnisse, die mit Gefühlen von Schuld oder Scham verbunden sind, oftmals mit beidem. Häufig spielen beim vereinbarten Stillschweigen unterschwellige Schuldzuweisungen und Ansprüche eine Rolle. Hier wäre ein offenes Wort heilsam, aber oft ist das, was hinter dem Abwehrwall steckt, so stark mit Scham und Schuld verknüpft, dass der Mantel des Stillschweigens als einzige Alternative zur Konfrontation mit unwillkommenen Gefühlen erscheint.

9. Übung: Der innere Freiraum

Sorgen Sie dafür, in der nächsten halben Stunde nicht gestört zu werden. Legen Sie Ihr Notizbuch und einen Stift in Reichweite. Entspannen Sie sich und nehmen Sie ein paar tiefe Atemzüge.

Denken Sie nun an eine Situation, in der Sie Stille als unangenehm empfunden haben und in der das Schweigen Ihres Gegenübers Sie dazu verleitet hat, sich unbedacht zu verhalten. Wenn Sie sich gut in die Situation hineinversetzt haben, dann fragen Sie sich: Was genau war das Unangenehme an der Situation? Ging es um die (vermuteten) Erwartungen des Gegenübers? Befürchteten Sie eine bestimmte Reaktion? Fühlten Sie sich in irgendeiner Weise bedrängt oder bedroht? Was wäre das Schlimmste, was in dieser Situation hätte geschehen können, wenn Sie der Beeinflussung widerstanden hätten?

Halten Sie Ihre Gedanken und Empfindungen schriftlich fest. Beurteilen Sie rückblickend auf einer Skala von 1 (völlig unrealistisch) bis 10 (größte Wahrscheinlichkeit des Eintreffens), wie realistisch Ihre Befürchtung des »Schlimmsten« damals gewesen ist, und schätzen Sie auf die gleiche Weise ein, wie gravierend die langfristigen Auswirkungen dieses »Schlimmsten« gewesen sein könnten. Am Ende halten Sie fest, wie Sie sich angesichts dieser Erinnerung fühlen.

Dann versenken Sie sich noch einmal in Ihre Erinnerung und stellen sich vor, Sie seien von einer schützenden Aura umgeben, an der jeglicher Druck vonseiten Ihres Gegenübers mühelos abprallt, sodass nichts und niemand Ihnen etwas anhaben kann und Sie sich in der vom anderen initiierten Stille gut einrichten können.

Achten Sie darauf, was diese Vorstellung an Ihrem Körpergefühl verändert. Wie nehmen Sie die Situation jetzt wahr? Wenn Sie sie spielerisch in der Fantasie verändern könnten – was würden Sie tun?

Anmerkung: Es geht nicht darum, eine Erinnerung zu »verfälschen«, sondern darum, neue Perspektiven zu entwickeln. Vielleicht sehen Sie sich selbst als unbeteiligten Beobachter in der Situation oder stellen sich eine unsichtbare Mentorin vor, die Ihnen zur Seite steht. Oder Sie malen sich aus, etwas völlig Unerwartetes zu tun. Experimentieren Sie und halten Sie Ihre Gedanken in Ihrem Notizheft fest.

Impuls

Drei Ideen, was es mir erleichtern könnte, mit unwillkommener Stille besser zurechtzukommen:

1. ____

2. ____

3. ____

Introvertiert – extrovertiert

Gibt es Menschen, die mit Stille – selbst wenn sie von außen verordnet ist – von ihrem Naturell her besser zurechtkommen als andere? Hier spielt unsere genetische Ausstattung eine große Rolle. Unsere Gene bestimmen vorrangig, ob wir eher introvertiert sind (mit der Aufmerksamkeit nach innen gerichtet) oder eher extrovertiert (mit der Aufmerksamkeit nach außen gerichtet) – oder ob, wie es gelegentlich auch vorkommt, vielleicht beide Wesenszüge gleichermaßen in uns wirksam sind. Die Bergriffe »introvertiert« und »extrovertiert« gehen auf den Schweizer Psychoanalytiker Carl Gustav Jung zurück, der sie 1921 erstmals verwendet hat, um Persönlichkeitseigenschaften zu beschreiben.

Obwohl Introversion und Extroversion als angeborene Veranlagungen gelten, können sie im Laufe des Lebens durchaus von äußeren Einflüssen beeinflusst werden wie beispielsweise durch Erziehung, Berufswahl, Umgebung und so weiter. So können sie modifiziert, aber nicht völlig »umgemodelt« werden. Denn: Ob jemand introvertiert oder extrovertiert ist, hat mit Unterschieden in der Reizverarbeitung im Gehirn zu tun. Der jeweilige Wesenszug bleibt in der Regel – tendenziell – das ganze Leben lang erhalten. Man schätzt, dass hierzulande etwa ein Drittel zu den introvertierten und zwei Drittel zu den extrovertierten Menschen gehören, wobei die »Sowohl-als-auchs« nicht erfasst sind.

Introvertiert sein bedeutet, dass ein Mensch seine Energie vorrangig in Rückzugs- und Ruhephasen bezieht. Was natürlich auch heißt, dass Stille für ihn etwas Positives ist. Introvertierte lesen gern, denken viel nach, reflektieren sich und ihre Umgebung. Das Zusammensein mit anderen Menschen wird für sie schnell anstrengend, sie bevorzugen das Alleinsein und die Stille. Studien zufolge wurde bei Introvertierten eine erhöhte Hirnaktivität beobachtet, die sowohl in Ruhephasen als auch in Aktivitätsphasen aufrechterhalten bleibt. Man vermutet, dass Introvertierte sich mit ihrer nach innen gerichteten Aufmerksamkeit vor Reizüberflutung schützen.

Extrovertiert sein hingegen heißt, Energie aus der Begegnung mit anderen Menschen zu ziehen – etwas, was Introvertierten eher Energie kostet. Im Gegenzug kommen Extrovertierte mit reizarmen Umgebungen schlechter zurecht.

Insofern spricht viel dafür, dass Introvertierte sensibler dafür sind, ab wann ein Zuviel an akustischen und visuellen Reizen dem Organismus schadet, während Extrovertierte nicht über solch feine Antennen verfügen und dies oft erst dann bemerken, wenn sich Symptome der Überlastung einstellen. *(Siehe Seite 31 f.)*

Auch wurde die erzwungene Stille im Rahmen der Lockdowns (Homeoffice, Ausgangsbeschränkungen, Kontaktsperren) von Introvertierten als weniger belastend erlebt als von jenen, deren Lebensstil stark nach außen gerichtet ist, die große Gruppen lieben, gern im Mittelpunkt stehen und ein großes Mitteilungsbedürfnis haben. Introvertierte wissen also die Vorzüge von Stille mehr zu schätzen und zu genießen als Extrovertierte. Doch unabhängig davon, ob jemand eher nach innen oder eher nach außen orientiert ist, braucht jeder von uns Phasen der Stille als Ausgleich zur alltäglichen Überflutung mit akustischen und visuellen Reizen.

10. Übung: Stille, Gedanken und Gefühle

Sorgen Sie dafür, in einer ruhigen Umgebung eine halbe Stunde ungestört zu sein. Halten Sie Ihr Notizheft bereit, um sich Stichpunkte notieren zu können.

Setzen Sie sich dann bequem in einen Sessel oder auf einen Stuhl, atmen Sie ein paarmal tief durch und tun Sie dann – nichts. Wenn Sie mögen, folgen Sie Ihrem Atem, ansonsten nehmen Sie einfach nur wahr, was in Ihnen vorgeht. Bald werden Gedanken und Gefühle in Ihnen aufsteigen. Manchmal ist ein Gedanke Auslöser für ein Gefühl, manchmal bringt Sie ein Gefühl auf einen Gedanken – vielleicht eine Assoziation, vielleicht eine Erinnerung.

Notieren Sie sich in kurzen Stichworten, was auftaucht. Jeweils der Gedanke und das Gefühl. Es sollten tatsächlich nur Stichworte sein, keine langen Beschreibungen. Stellen Sie keine Vermutungen an, halten Sie einfach nur den Gedanken und das Gefühl als Stichpunkte fest – oder eben umgekehrt, wenn das Gefühl Auslöser für den Gedanken war. Wiederholen Sie dies jedes Mal, wenn ein Gedanke oder ein Gefühl aus der Stille auftaucht. Wenn sich etwas wiederholt, markieren Sie dies mit einem kleinen Strich. Es kann gut sein, dass bestimmte Gedanken oder auch Gefühle drei, vier, fünf Striche aufweisen. Introvertierten wird diese Übung leichter fallen als Extrovertierten, da sie es gewohnt sind, mehr und intensiver zu reflektieren als vorrangig nach außen orientierte Menschen.

Nach einer halben Stunde ziehen Sie ein Resümee. Wie geht es Ihnen jetzt? Womit haben Sie sich bevorzugt beschäftigt? Welche Themen haben sich wiederholt?

Es geht hier nicht vorrangig darum, etwas zu verändern, sondern sich selbst und wie man tickt besser kennenzulernen.

Impuls

Drei Gedanken, die ich angenehm fand:

1. ______________________________

2. ______________________________

3. ______________________________

Impuls

Drei Gedanken, die ich eher unangenehm fand:

1. ______________________________

2. ______________________________

3. ______________________________

Jetzt umsteuern!

Die größten Ereignisse, das sind nicht unsere lautesten, sondern unsere stillsten Stunden.

Friedrich Nietzsche (1844–1900),
deutscher Philologe und Philosoph

Wenn Stille (auch) mit Langeweile, unangenehmen Gefühlen und innerer Bedrängnis verbunden ist – weshalb dann versuchen, mehr Stille ins Leben zu bringen?

Der Geräuschebrei, dem wir tagtäglich ausgesetzt sind, scheint ein selbstverständliches Attribut des Alltags zu sein, sodass es befremdlich wirkt, wenn all diese Geräusche ausbleiben. Stimmen, Maschinengeräusche, Verkehrslärm … und immer ist etwas am Laufen – sei es der Computer, der Fernseher, das Radio oder was auch immer. Es klickt, brummt, summt, klingelt, läutet … und so sind wir eigentlich ständig mit Ausblenden beschäftigt, damit wir überhaupt halbwegs konzentriert denken und arbeiten können. Das ist so ähnlich, als müssten wir mit Bleisohlen an den Füßen laufen. Es ermüdet. Aber für wen dies freiwillig oder unfreiwillig Hintergrund alltäglichen Tuns ist, der hat sich in diesen Bedingungen eingerichtet – trotz aller schädlichen Nebenwirkungen. *(Siehe Seite 19 ff.)*

Stille ist aus besagten Gründen für viele Menschen gewöhnungsbedürftig, obwohl sie das einzig wirksame Gegengewicht zu der Lärmbelastung darstellt, der wir im Alltag so häufig ausgesetzt sind.

Wer zu den Menschen gehört, die ständig mit einer überbordenden Geräuschkulisse konfrontiert sind, erlebt es zunächst oft als nicht so einfach, mehr Stille ins Leben zu bringen. Dies haben vielleicht auch schon die Übungen 9 und 10 gezeigt.

Zwar erleben wir die lärmige Umgebung und die optischen und akustischen Reize unterschwellig als belastend, da unser Körper ganz automatisch mit Stresssignalen darauf reagiert, haben es aber paradoxerweise verlernt, Stille zu genießen.

Stille bringt jenseits des »Unangenehmen« deutlich mehr positive Effekte mit sich, als sich auf den ersten Blick vermuten lässt. Und: Stille lässt sich lernen. Ein erster Schritt kann sein, mit Kommunikations- und Unterhaltungsmedien bewusster umzugehen als bisher. Was heißt: öfter mal abschalten. Sich öfter mal dem Umgebungslärm und der Welt der Werbebotschaften entziehen. Öfter mal bewusst reizarme Umgebungen aufsuchen. Das fällt dann leichter, wenn wir uns woanders als gewohnt befinden. Im Urlaub zum Beispiel. Aber auch im ganz normalen Arbeitsalltag lassen sich kleine Stille-Inseln unterbringen.

11. Übung: Reizquellen vermindern

Führen Sie zwei Tage lang ein Reiz-Protokoll, indem Sie schriftlich festhalten, mit welchen akustischen und optischen Reizquellen Sie es von morgens bis abends zu tun haben. Legen Sie dazu eine Tabelle mit drei Spalten an.

1. Spalte:
Uhrzeit + Art des Reizes

2. Spalte:
angenehm/unangenehm auf einer Skala von 1 bis 10 (1 = sehr angenehm, 10 = extrem unangenehm)

3. Spalte:
beeinflussbar/unbeeinflussbar auf einer Skala von 1 bis 10 (1 = selbst initiiert, 10 = absolut fremdbestimmt)

Tragen Sie alles ein. Auch Reize, die Ihnen unbedeutend erscheinen. Dann nehmen Sie sich zehn Minuten Zeit und wenden sich den beeinflussbaren Reizen zu. Überlegen Sie sich, was Sie dafür tun können, die Anzahl der Sie ablenkenden Reize zu vermindern. Halten Sie alle Ideen schriftlich fest, die Ihnen dazu in den Sinn kommen. Was können Sie bewirken? Was können Sie lassen?

Wenn Sie alle Überlegungen aufgelistet haben, ordnen Sie sie in eine bestimmte Reihenfolge: Auf Platz 1 setzen Sie die Idee, deren Umsetzung Ihnen am leichtesten fällt, auf Platz 2 die, die am zweitleichtesten fällt, und so weiter.

Jetzt geht es darum, das Erkannte Schritt für Schritt umzusetzen: das Leichteste zuerst, dann den Schwierigkeitsgrad weiter steigernd.

Impuls

Drei Ideen zum Reduzieren von Reizquellen, die ich zeitnah praktisch umsetzen kann:

1. ______________________________

2. ______________________________

3. ______________________________

HEILSAME WIRKUNGEN

Stille stärkt die Gesundheit

Selbst gewählte Stille in Form einer ruhigen, reizarmen Umgebung ohne störende Geräusche wirkt auf die meisten Menschen – nach einer mehr oder weniger ausgeprägten Umgewöhnungsphase – beruhigend und wohltuend.

Stille stärkt nicht nur das Wohlbefinden, sondern kann auch die Leistungsfähigkeit, das Konzentrationsvermögen und die Kreativität erkennbar steigern. Es ist hilfreich, uns diese Vorteile zu vergegenwärtigen, um ein Umsteuern vorstellbar zu machen und unsere Experimentierfreude anzuregen. Wie erholsam Stille sein kann, nehmen wir oft erst im Urlaub wahr, wenn wir beispielsweise auf einen Berg klettern, einen Waldweg entlangschlendern oder einen Strandspaziergang unternehmen. Nicht, dass es unterwegs überhaupt keine Geräusche zu hören oder es keine optischen Reize gäbe – doch das Summen der Bienen, das Zwitschern der Vögel, das Plätschern eines Baches oder das Rauschen des Meeres erleben wir nicht als »Lärm«, sondern es sind beglückende akustische Wahrnehmungen. Ebenso verhält es sich mit der Vielfalt dessen, was es zu sehen gibt: bizarre Felsen, Baumriesen, bunte Blüten, die spiegelblatte Fläche des Meeres oder eben auch sich kräuselnde Wellen. Lärm hingegen gilt seit Langem als Gesundheitsrisiko, was viele Studien anschaulich belegen. *(Siehe Seite 26 ff.)*

Neben den körperlichen Auswirkungen sind es auch die mentalen und psychischen Folgen, die Betroffenen im Alltag zu schaffen machen:

- Konzentrationsprobleme
- Kreislauferkrankungen
- Bluthochdruck
- Schlafstörungen

- psychische Erkrankungen
- Lernbehinderungen – besonders auch bei Kindern

Bemühungen, Menschen vor schädlicher Lärmeinwirkung zu bewahren, waren schon Anfang des 20. Jahrhunderts im Gange, und trotzdem dauerte es lange, bis Umgebungslärm, vor allem auch am Arbeitsplatz, tatsächlich als gesundheitsschädlich gewertet wurde. Dies ist nicht zuletzt dem Kulturphilosophen und Publizisten Theodor Lessing zu verdanken. In seinem Buch »Der Lärm. Eine Kampfschrift gegen die Geräusche unseres Lebens« erstellte er eine Übersicht über die aktuellen Erkenntnisse und Diskussionen seiner Zeit und rief dazu auf, sich gegen Lärmbelastung zur Wehr zu setzen. Darin heißt es:

> *Der Lärm reiht sich in jene allmenschlichen Neigungen ein, die die beständige Übertäubung des stummen, bewusst denkenden Geistes unterhalten, die den fortwährenden Rauschzustand des Gesellschaftslebens fortschreiben.*

Er verstand sich aber weniger als Theoretiker, sondern vielmehr als Praktiker und gründete 1908 den Deutschen Lärmschutzverband und kurz darauf die Vereinszeitschrift »Der Antirüpel – Das Recht auf Stille. Monatsblätter zum Kampf gegen Lärm, Rohheit und Unkultur im deutschen Wirtschafts-, Handels- und Verkehrsleben«.

Da stellt sich natürlich schon die Frage, warum diejenigen, die über die Regeln unseres Zusammenlebens bestimmen, nun nach über hundert Jahren nicht weiter darin fortgeschritten sind, uns vor unerwünschter Lärmbelästigung zu schützen …

Gerade wenn wir uns gezwungenermaßen häufig unerwünschtem Lärm aussetzen müssen, ist es wichtig, einen Ausgleich zu schaffen und Gelegenheiten zu nutzen, uns kurze und längere Auszeiten zu gönnen. Mit regelmäßigen Ruhepausen können wir unsere Ressourcen stärken, uns erholen und wieder zu uns selbst finden.

12. Übung: Laute und leise Tage

Nehmen Sie sich eine Viertelstunde Zeit und sorgen Sie dafür, nicht gestört zu werden. Machen Sie es sich auf einem Stuhl oder einem Sessel bequem oder legen Sie sich hin.

Nehmen Sie ein paar tiefe Atemzüge und stellen Sie sich dann Ihren typischen Tagesablauf vor, vom frühen Morgen über den Vormittag, den Mittag und den Nachmittag bis hin zum Abend und zur Nacht. Zu welchen Zeiten Ihres Tages ist es leise und zu welchen Zeiten laut? Zu welchen Zeiten ist es besonders laut? Achten Sie auf die Gefühle, die durch die vorgestellten Geräusche ausgelöst werden. Unterscheiden sich andere Tage deutlich von diesem vorgestellten Tag? Wenn ja, inwiefern ist das so? Gibt es besonders laute oder besonders leise Tage? Lassen Sie in Ihrer Fantasie auch diese besonderen Tage vorbeiziehen. Achten Sie auch hier darauf, wie Sie sich fühlen. Kehren Sie dann langsam aus Ihrer Vorstellungswelt zurück und überlegen Sie, ob und wo Sie etwas verändern können, um mehr Stille in Ihren Alltag zu bringen.

Wenn es Ihnen möglich erscheint, etwas zu verändern: Was ist davon kurzfristig machbar, was ist mittelfristig und was ist langfristig zu verändern?

Impuls

Drei Möglichkeiten, wie ich mehr Stille in meinen Alltag integrieren kann:

1. ____________________

2. ____________________

3. ____________________

Stille mildert Stresssymptome

Ich kann die Brücke erst dann überqueren, wenn ich sie erreicht habe.

Englisches Sprichwort

Wie auf Seite 31 f. beschrieben, werden durch Geräusche, die unser inneres Alarmsystem als »Gefahr« interpretiert, die Stresshormone Adrenalin, Noradrenalin und Cortisol ausgeschüttet. Das bedeutet:

- Atem- und Herzschlagfrequenz steigen, ebenso steigt der Puls;
- die Gefäße verengen sich, dadurch erhöht sich der Blutdruck;
- Zucker und Fettsäuren werden aus den Speichern freigesetzt.

Das bewirkt, dass die Blutzucker- und Blutfett-Werte steigen. Folglich wird die Skelettmuskulatur ausreichend mit Sauerstoff und Nährstoffen versorgt. »Kampf oder Flucht« ist die Devise. Funktionen, die nicht für die schnelle Energieversorgung nötig sind, werden gedrosselt: Abwehrfunktion, Verdauung, Ruhe- und Schlafbedürfnis, ebenso flachen die Konzentrations- und Genussfähigkeit und das Empathieempfinden rapide ab. Verharrt der Körper über längere Zeit in der beschriebenen Alarmbereitschaft, bleiben all diese Funktionen und Fähigkeiten eingeschränkt.

Gerade auch durch Dauerlärm und optische Reizüberflutung wird das Nervensystem in diese ständige Alarmbereitschaft versetzt. Das ist nicht nur anstrengend, sondern auf lange Sicht eine deutliche Belastung für die Gesundheit.

Regelmäßige Auszeiten in der Stille helfen uns dabei, den Pegel der Stresshormone in unserem Körper zu senken und dadurch zu wahrer Entspannung in der Lage zu sein. Nur so können wir unsere Ressourcen wieder aufladen. Stille ist so etwas wie »Urlaub« für das innere Alarmsystem – und damit auch für den dauerstressgeplagten Organismus.

Bereits wenige Minuten in Stille wirken blutdrucksenkend und verlangsamen den Pulsschlag. Noch deutlicher ist dieser Effekt, wenn wir uns regelmäßige Auszeiten in einer stillen Umgebung gönnen. Dies führt dazu, dass der Pegel der Stresshormone im Körper dauerhaft gesenkt und das Wohlbefinden gesteigert wird. Stille wirkt nachweislich chronischer Anspannung entgegen und hilft, die innere Balance wiederzufinden.

Stille kann dazu führen, dass wir ein tieferes Verständnis für uns selbst entwickeln. Wenn es keine Ablenkungen von außen gibt, nehmen wir eher wahr, wer wir sind, was wir wollen und was unsere Bedürfnisse sind – und welche Ansprüche und Wertvorstellungen nicht zu uns gehören. Auch können wir die Dinge, die nicht so sind, wie wir sie gerne hätten, und die sich durch eigene Initiative nicht verändern lassen, besser akzeptieren.

In der Stille nehmen wir uns selbst besser und auch realistischer wahr, spüren, wie uns zumute ist und was wir wirklich denken und fühlen. Wir erkennen, wie Gedanken Gefühle auslösen und welche Gedanken erst durch Gefühle hervorgerufen werden. Das schafft Abstand zum »Kopftheater«, das oft von Hektik und Ungeduld geprägt ist, und verhilft uns zu mehr innerer Ruhe.

13. Übung: Lauschen auf die Stille

Suchen Sie sich einen Ort aus, an dem Sie größtmögliche Stille erfahren können und dabei ungestört sind. Am besten draußen in der Natur, beispielsweise unter einem Baum, auf einer Wiese oder an einem Bach. Natürlich ist auch ein stiller Raum in Ihrer Wohnung dazu gut geeignet.

Setzen Sie sich auf einen Stuhl oder einen Sessel. Dabei sollten die Beine parallel und die Fußsohlen fest auf dem Boden stehen. Schließen Sie Ihre Augen und konzentrieren Sie sich auf den Atem.

Entspannen Sie sich ganz systematisch, indem Sie Ihre Aufmerksamkeit zunächst zur Kopfhaut lenken und sie dann über die Schulter und den Rücken hinunter bis zu den Händen wandern lassen. Dann weiter zum Gesäß und in die Beine und Füße hinein. Konzentrieren Sie sich darauf, alle Anspannung loszulassen so gut es geht.

Die Wirbelsäule bleibt aufrecht und die Schultern gerade, sodass der Atem leicht und unhörbar ein- und ausströmen kann. Atmen Sie sanft und gleichmäßig durch die Nase bewusst in Ihren Bauch. Dann fließt der Atem wieder heraus, bis im Körper das Bedürfnis entsteht, von Neuem einzuatmen. Holen Sie beim Einatmen nur so viel Luft, wie Ihr Körper es möchte. Atmen Sie ganz ruhig, verzichten Sie dabei auf bewusste Pausen zwischen dem Ein- und dem Ausatmen. Stellen Sie sich vor, dass Ihr Atem auf diese Weise die Stille verkörpert, als ein immerwährender Rhythmus ohne jedes Geräusch.

Nehmen Sie wahr, was in Ihrem Körper vor sich geht – beim Einatmen wie beim Ausatmen:

Wie bewegen sich das Zwerchfell und der Bauch, wie die Rippen und die Schultern, während der Atem ein- und ausströmt? Wo können Sie Verspannungen spüren? Was fühlen Sie im Rücken und was in der Nackenpartie? Wie nehmen Sie den Kopf wahr? Wandern Sie, immer noch fließend und unhörbar atmend, langsam und bewusst durch Ihren ganzen Körper und lassen Sie alles los, was Ihnen an Anspannung begegnet. Am besten geht das mit dem Ausatmen. Wenn die Luft herausströmt, strömt auch die Spannung heraus.

Wie fühlt es sich an, auf diese Weise zu atmen?

Impuls

Drei Möglichkeiten, wie ich mehr Stille in meinen Alltag integrieren kann:

1. ______________________________

2. ______________________________

3. ______________________________

Stille tut dem Denken gut

Der Weg zu allem Großen geht durch die Stille.

Paul Keller (1873–1932),
deutscher Schriftsteller

Der Sturzregen an Reizen, der auf uns einprasselt, ist nicht nur ein Störfaktor, sondern auch ein Müdemacher für das Gehirn. Denn jede dieser hereinströmenden Informationen – egal, ob wesentlich oder banal – will gedeutet und zugeordnet werden. Doch unser Gehirn ist weder auf Dauerbeschallung noch auf Dauerbespaßung ausgerichtet. Je dichter die Informationsfülle wird, desto stärker belastet das unseren präfrontalen Kortex. Die Folge: Unsere Konzentrationsfähigkeit schwindet – manchmal so sehr, dass wir den Eindruck haben, keinen klaren Gedanken mehr fassen zu können. Und auch die Fähigkeit, Entscheidungen zu treffen und Probleme zu lösen, leidet teilweise erheblich.

Daher weisen mittlerweile zahlreiche Studien darauf hin, dass Phasen der Stille für unser Denk-, Konzentrations- und Kombinationsvermögen unerlässlich sind. Stille ist die Vorbedingung, um sich gut konzentrieren zu können. In der Stille weicht der Druck, der durch den Lärm von außen auf uns einwirkt. Diese Erholungsphasen sind wichtig für unser Wohlbefinden, darüber hinaus aber auch ganz generell für unsere Fähigkeit zu denken.

In der Stille können wir folgerichtiger und innovativer denken. Gelingt es uns, zwei Stunden am Tag Stille in unserem Alltag zu erleben, so stimuliert dies den Hippocampus, neue Gehirnzellen wachsen zu lassen, wie eine Studie aus dem Jahr 2013 anschaulich dokumentiert. Diese Hirnregion ist verantwortlich für das Gedächtnis, überhaupt für alles Erlernte, und ebenso auch zuständig für die Regulation unserer Emotionen. Genau diese Funktionen werden durch die Stille gestärkt.

14. Übung: Konzentration stärken

Sorgen Sie dafür, eine Viertelstunde lang ungestört zu sein, und begeben Sie sich in einen ruhigen Raum, in dem es eine Uhr gibt, deren Ticken Sie hören können. Setzen Sie sich auf einen Stuhl, ungefähr dreißig Zentimeter von der Uhr entfernt. Konzentrieren Sie sich auf das Ticken der Uhr. Immer wenn Sie bemerken, dass Sie innerlich abdriften, richten Sie Ihre Aufmerksamkeit wieder auf das Geräusch. Schätzen Sie ein, wie lange es Ihnen gelingt, Ihre Aufmerksamkeit ausschließlich auf das Geräusch zu richten – ohne abzuschweifen.

Wiederholen Sie diese Übung regelmäßig, bis es Ihnen gelungen ist, Ihre Konzentrationsdauer deutlich zu verbessern.

Impuls

Drei Ideen, was ich tun kann, um meine Konzentrationsfähigkeit zu stärken:

1. ______________________________

2. ______________________________

3. ______________________________

Stille unterstützt kreative Prozesse

Man kann nicht in die Zukunft schauen, aber man kann den Grund für etwas Zukünftiges legen – denn Zukunft kann man bauen.

Antoine de Saint-Exupéry (1900–1944),
französischer Schriftsteller und Pilot

Originelle Ideen kommen uns kaum je unter Zeitdruck, bei Lärm oder einem optischem Overload in den Sinn. Ganz im Gegenteil! Kreativität braucht Stille und eine Atmosphäre des innerlichen »Zulassens«, in der die Gedanken spazieren gehen dürfen, ohne dass Stress oder Erfolgsdruck Regie führen und ohne dass störende Sinnesreize ständig um unsere Aufmerksamkeit buhlen. Abstand gewinnen, alles mal hinter uns lassen, tut gut und lässt uns zur Besinnung kommen. Wenn wir in Stille, ohne Druck und fern von allen aufdringlichen Reizen unsere Gedanken frei fließen lassen können, bilden sich müheloser neue Verknüpfungen als im oft hektischen und die Sinne überfordernden Alltag. Neue Verknüpfungen zwischen den Gehirnzellen im Hippocampus bedeuten: Wir werden kreativ. In der Stille die Gedanken schweifen zu lassen schafft Raum dafür, kreativen Ideen eine Chance zu geben. Das kann bei einem Spaziergang im Wald sein, am Ufer eines Weihers, bei einer Bergwanderung oder vielleicht einfach nur bei der Gartenarbeit.

Mit einer Reihe von Hirnscans konnte veranschaulicht werden, dass ein langsamer Hirnrhythmus kreative Prozesse fördert. Dabei spielt im Gehirn das sogenannte »Default Mode Network« (Ruhezustandsnetzwerk) eine große Rolle. Es besteht aus einer ganzen Reihe von Arealen im Gehirn, die genau dann aktiviert werden, wenn es still um uns herum wird, wenn es kaum Reize von außen gibt, wir also einfach nur da sind, meditieren oder unsere Gedanken absichtslos fließen lassen. Sobald wir uns wieder mit Reizen von außen beschäftigen, beispielsweise uns einen Film anschauen, E-Mails lesen oder unsere nächsten Aktionen planen, nimmt die Aktivität dieses Netzwerks umgehend ab.

Wenn das Default Mode Network aktiv ist, werden im Unbewussten Informationen gesammelt, zugeordnet und Verknüpfungen hergestellt. Was uns dann von diesem Hintergrundgeschehen ins Bewusstsein dringt: Innere Bilder und Gefühle tauchen scheinbar »aus dem Nichts« auf, plötzlich jagt eine Idee die andere, die Lösung für ein Problem, um die wir so lange gerungen haben, fällt uns plötzlich in den Schoß, bisher unzusammenhängend Scheinendes ergibt auf einmal Sinn, Neues schließt sich mühelos mit Bestehendem zusammen. Auch die Fähigkeit, zu reflektieren und eigene Gedanken und Handlungen zu überdenken, verbessert sich. Oft unterschätzt wird zudem die entspannende und ausgleichende Funktion von Tagträumen für die Seele. In einer schrillen und lauten Umwelt, die auf ständige Ablenkung ausgerichtet ist, funktioniert das nicht.

Kurzum: Wenn wir mehr Stille in unser Leben integrieren, beschenken wir uns mit inspirierenden Zuständen, von denen wir sehr profitieren können.

Wie man zum positiven Tagträumer wird

- *Die Erlaubnis erteilen: Ein bisschen sind wir alle suggestibel, also beeinflussbar – auch für uns selbst. Wenn du dir also ausdrücklich die Erlaubnis gibst, die nächsten zehn Minuten (oder so) nicht produktiv zu sein, wird dir genau das ein wenig leichter fallen.*
- *Regelmäßigkeit/Übung: In jeder neuen Situation sind unsere Sinne geschärft und unser Bewusstsein auf neue Reize eingestellt. Es wird eine Weile dauern, bis dir die Tagträumerei wirklich gelingt. Mache dir den Weg dorthin so angenehm wie möglich.*
- *Die richtige Umgebung/Situation: Aus dem Fenster zu schauen ist oft eine gute Idee. Das weitet den Horizont, ist ein bisschen langweilig, aber nicht öde. Durch einen Park zu gehen kann sich ähnlich anfühlen. Eine weiße Wand*

anzustarren ist vermutlich keine gute Idee. Das wird sehr schnell nerven.

- *Ausreichend Zeit: Gib dir – zumindest am Anfang – etwas Zeit. Vielleicht zehn Minuten? Wobei das ganz schön lang sein kann. Falls es dir arg fad wird oder du ins Grübeln gerätst, brich ab. Warum auch nicht? Es ist DEINE Zeit.*
- *Ggf. Festhalten der Ergebnisse: Kennst du die Regel »Das Nachher ist dein Lehrer«? Das will sagen, dass wir manchmal erst nach einer Aktion wahrnehmen, ob das für uns gut war. Deshalb ist es vielleicht eine gute Idee, hin und wieder nach der Tagträumerei darüber zu reflektieren. Ich finde, das kannst du am besten durch Automatisches Schreiben.*

Eric Kubitz (*1964),
deutscher Blogger

Anmerkung: Automatisches Schreiben bedeutet, einfach möglichst schnell das, was gerade durch den Kopf geht, aufs Papier zu bringen. Denken Sie dabei nicht über Rechtschreibung, Komma-Regeln oder unfertige Sätze nach. Einfach losschreiben und – ganz wichtig! – keine Pause machen.

Wenn Sie sich fragen, was Sie schreiben sollen, schreiben Sie, dass Sie sich fragen, was Sie schreiben sollen.

15. Übung: Tagträumen

Suchen Sie sich einen Ort, der sich nach Ihrer Einschätzung gut zum Tagträumen eignet: Das kann eine bestimmte Ecke eines Zimmers sein, ein Stuhl am Fenster, von wo aus Sie die Natur oder eine ruhige Straße sehen, ein Sofa, auf dem sie sich gut entspannen können, oder auch eine Bank in einem abgelegenen Park. Achten Sie darauf, an Ihrem Tagträum-Platz ungestört zu sein.

Recken und strecken Sie sich noch mal, dann entspannen Sie sich so gut es Ihnen möglich ist.

Sie können die Augen offen halten und absichtslos umherschweifen lassen oder sie auch schließen. Sollten Sie einnicken, so macht das nichts. Auch dann schaltet sich Ihr Ruhezustandsnetzwerk ein.

Wichtig ist, dass Sie einfach ganz passiv sind und wahrnehmen, was ist, statt über irgendetwas bewusst nachzudenken. Störende Gedanken werden unwichtig, und Sie lassen sie weiterziehen.

Seien Sie offen für die Bilder und Worte, die Ihnen in diesem Versenkungszustand in den Sinn kommen – aber denken Sie nicht darüber nach. Lassen Sie sie ebenfalls einfach kommen und gehen.

Kehren Sie nach fünf bis zehn Minuten wieder ins »Hier und Jetzt« zurück. Natürlich können Sie gerne auch länger tagträumen. Für den Einstieg hat sich jedoch eine kürzere Zeitspanne bewährt. Ebenso ist es hilfreich, anfangs immer den gleichen Ort für das Tagträumen zu wählen. Später können Sie dann mit unterschiedlichen Orten experimentieren.

Impuls

Drei Orte, die sich für mich zum Tagträumen besonders eignen:

1. ______________________________

2. ______________________________

3. ______________________________

Stille fördert produktives Arbeiten

Was ohne Ruhepausen geschieht, ist nicht von Dauer.

Ovid (43 v. Chr. – 17 n. Chr.),
römischer Dichter

Gerade wer in seinem Job unter großem Zeitdruck steht, ist gut beraten, auf regelmäßige Pausen zu achten. Wer sich keine Pause gönnt, erhöht die Wahrscheinlichkeit, bei der Arbeit weniger leistungsfähig und anfälliger für Fehler zu werden. Sich eine bewusste, stille Auszeit von E-Mail, Telefon und Bürogespräch zu gönnen steigert hingegen deutlich die Qualität der Arbeit und erleichtert das »Dranbleiben« beim Lösen komplexer Aufgaben. Und diese Wirkungen treten nicht nur unmittelbar nach der Auszeit ein. Im weiteren Verlauf des Arbeitstages können wir uns ebenfalls als produktiver und mehr bei der Sache erleben.

Auch während der Arbeit lohnt es sich, Phasen ohne visuelle und akustische Ablenkungen einzurichten: mal eine Stunde konzentriert zu arbeiten, ohne dabei immer wieder von den üblichen Verdächtigen – E-Mails, Telefonaten, unwichtigen Anliegen – herausgerissen zu werden.

Diese kleinen »Aus-Zeiten« in den Arbeitsalltag zu integrieren und konsequent zu pflegen unterstützt unsere kognitive Leistungsfähigkeit, vor allem das Konzentrationsvermögen.

Stille erlaubt unserem Denken, komplexe Sachverhalte leichter zu durchdringen und damit möglichen Lösungen näherzukommen. Diese kleinen stillen Phasen am Tag vermögen es auch, unsere Stimmung zu heben und uns zufrieden zu stimmen – besonders dann, wenn es mit der (wieder-)gewonnenen Konzentration gelingt, etwas Wichtiges abzuschließen, was ansonsten durch unentwegtes Abgelenktsein auf der Strecke geblieben wäre.

Leider lässt sich das an vielen Arbeitsplätzen kaum verwirklichen – aber wo es möglich ist, profitieren wir davon, es uns zur Gewohnheit zu machen. Eigentlich paradox: Obgleich es mittlerweile durch zahlreiche Untersuchungen belegt ist, wie wichtig regelmäßige Pausen und wie positiv die Stille auf die kognitive Leistungsfähigkeit wirkt, haben Pausen immer noch den Geruch der »Zeitverschwendung«. Völlig zu Unrecht. Während der Corona-Pandemie haben viele Menschen neue Erfahrungen gemacht: etwa das Arbeiten im Homeoffice. Vorausgesetzt, man musste zu solchen Zeiten nicht »nebenher« noch die Kinderbetreuung stemmen oder sich mit dem Homeschooling auseinandersetzen, fand man in den eigenen vier Wänden ein ruhigeres Arbeitsumfeld als normalerweise vor. Besonders in Großraumbüros zerrt ja oft ein beachtlicher Lärmpegel an der Konzentrationsfähigkeit. Ebenso konnte man das Arbeitspensum selbstbestimmter verteilen, statt fremden Weisungen folgen zu müssen. In dieser Homeoffice-Zeit haben viele Menschen positive Erfahrungen mit Entspannungspausen und Phasen der Stille gemacht.

Nutzen Sie stille Pausen auch dazu, Ihr Selbst-Bewusstsein zu stärken – im wahrsten Sinn des Wortes.

16. Übung: Online-Fasten

Ohne das stete *Pling-Pling* einlaufender Nachrichten, ohne das ständige Checken der E-Mails, ohne das parallele Konsumieren aller möglichen Medien geht es auch. Und sogar besser. Probieren Sie's aus! Machen Sie Smartphone und Computer eine Viertelstunde lang aus, und stellen Sie diese Zeitspanne auf einem Wecker ein. Während der 15 Minuten arbeiten Sie konzentriert an Ihrem aktuellen Projekt, Ihrer aktuellen Aufgabe. Sobald der Wecker klingelt, fahren Sie Ihre Geräte wieder hoch und nehmen sich eine Minute Zeit, um zu überprüfen, ob alles korrekt läuft.

Behalten Sie dies eine Arbeitswoche lang bei und ziehen Sie dann ein Resümee:

- Wie ging es mir mit dieser Übung?
- Was hat mir gutgetan?
- Womit hatte ich Schwierigkeiten?
- Welchen Einfluss hatte die Übung auf mein Konzentrationsvermögen?
- War ich in dieser Viertelstunde produktiver oder weniger produktiv als sonst?
- Was überwiegt: die positiven oder die negativen Aspekte?

Wenn Sie mögen, experimentieren Sie damit, die Offline-Zeit um weitere 15 Minuten – und weiter und weiter – zu verlängern, bis es ganz normal für Sie ist, eine Stunde oder länger offline zu sein.

Impuls

Die drei wichtigsten Erfahrungen, die ich in den Offline-Zeiten gemacht habe:

1. ______________________________

2. ______________________________

3. ______________________________

STILLE INS LEBEN INTEGRIEREN

Corona-Lehren

Nach dem Ausbruch der Corona-Pandemie wurde im Frühjahr 2020 zum Schutz der Bevölkerung vor einer Infektion mit dem Virus der Lockdown verfügt und alle öffentlichen Einrichtungen geschlossen. Zudem wurden wir angehalten, möglichst zu Hause zu bleiben und uns – unsere Familie ausgenommen – mit maximal einer Person draußen zu treffen. Das bedeutete keine Termine außer Haus, keine Veranstaltungen, keine Treffen im Freundeskreis. Im Homeoffice zu arbeiten hieß auch, den Kollegen nicht mehr zu begegnen. Stattdessen: viel Stille, viel Zeit, viel Alleinsein.

Da es die meisten von uns gewohnt waren, ihre freie Zeit mit sozialen Zusammenkünften und Unterhaltungen zu gestalten, wie Theater-, Kino-, Restaurant-, Bar-, Sport- und Fitnessclubbesuchen, Geburtstags- und Jubiläumsfeiern, Festivals und Konzerten, bedeutete das eine große Umstellung. Von heute auf morgen fand dies alles nicht mehr statt, Kurzarbeit und Homeoffice nötigten vielen von uns immer neue Anpassungen ab. Diese Situation war für viele Menschen belastend. Einige kamen mit dem zwangsverordneten Stillstand nicht zurecht und flüchteten sich in Alkohol oder andere Drogen oder verspürten den Drang, ständig etwas zu essen. Andere verbrachten fast den ganzen Tag im Internet und wühlten sich durch ganze Serienstaffeln – geguckte Leben statt gelebtem Leben.

Es waren natürlich nicht alle, die auf diese Weise reagierten. Viele nutzten die Chance, einmal ganz grundsätzlich über ihren Lebensstil, die eigenen Gewohnheiten und Routinen nachzudenken – und beherzt Änderungen vorzunehmen. Dinge, die nach dem Motto »Irgendwann einmal werde ich …« jahrelang in der Warteschleife geparkt waren, wurden in Angriff genommen. Manche lernten, wieder zu ent-schleunigen und die freie Zeit zu genießen. Andere fingen an, ihre Besitztümer zu reduzieren, da ihnen auffiel, dass sie für viele Dinge nicht wirklich eine Verwendung hatten. Seien es Kleidung, Medien, Möbel, Geräte, Küchenutensilien oder Krimskrams. Plötzlich waren Nachbarschaftsportale voll von Beiträgen, die mit »Zu verschenken« anfingen.

Es gab auch Menschen, die die unwillkommene Stille und die Langeweile, die sich dadurch auftat, zu schätzen lernten. Sie stampften keine neuen Aktivitäten aus dem Boden oder arbeiteten lange Aufgeschobenes ab, sondern lernten in der Zeit des Lockdowns, Stille nicht nur als beklemmend, sondern auch als wohltuend zu empfinden. Denn: Langeweile ist viel besser als ihr Ruf. Auch wenn sie sich, kurzfristig betrachtet, nicht besonders angenehm anfühlt, so ist sie doch keineswegs vertane Zeit.

In Zeiten der Langeweile, wenn uns nur wenig neue Reize erreichen, ist unser Innenleben nicht untätig. Es hat nun Zeit, sich »zu sortieren«. So kann sich Langeweile in eine Quelle der Kreativität verwandeln. *(Siehe Seite 88 ff.)*

Langeweile kann uns guttun. Sie erlaubt es uns, einmal anders zu »ticken« als gewohnt: Sich zuzugestehen, über das eigene Leben nachzudenken. Sich angesichts der Pandemie stärker ins Bewusstsein zu rufen, dass das Leben endlich ist. Und sich aus diesem Bewusstsein heraus zu fragen, ob in der irgendwann kommenden »Nach-Corona-Zeit« einfach nur ein »Weiter-so« angesagt ist oder ob es darum geht, nun andere Schwerpunkte zu setzen. Die Corona-Krise ist eine Chance, zu erkennen, dass wir Menschen nicht allmächtig sind, sondern letztlich nur eine unbedeutende Rolle auf diesem Planeten spielen, und zu akzeptieren, dass die Dinge nicht immer so laufen, wie wir es gerne hätten. Bescheidenheit statt Allmachtsfantasien, ein gutes Miteinander statt Konkurrenz, Profit und Ausbeutung. Damit wäre wohl allem Leben auf unserem Heimatplaneten geholfen.

Bisher galt es als erstrebenswert, in fast jedem Aspekt des Lebens die Kontrolle zu haben. Ob es dabei um die Gesundheit geht, die Sicherheit im Straßenverkehr oder unsere Terminplanung. Doch es hat sich nicht zuletzt durch die Corona-Krise gezeigt, dass es unmöglich ist, alles im Griff zu haben. Die Erkenntnisse aus dem Lockdown können uns helfen, ein Bewusstsein dafür zu entwickeln, dass absolute Kontrolle eine Illusion ist. Es bietet uns die Möglichkeit, eine bescheidenere Rolle zu übernehmen.

Das Virus zwang uns dazu, Änderungen in unserem Alltag vorzunehmen, von denen wir dann sagten, dass wir die eine oder andere wohl auch nach der Krise beibehalten wollen. Mehr Ruhe und Entspannung zu erleben, Präsenz statt Hetze. Nachhaltiger zu konsumieren, statt auf Schnäppchenjagd zu gehen. Informationen konsequenter zu filtern. Gewohnheiten und Routinen zu überdenken und zum Beispiel auch Zeit für das »Nichts-leisten-Müssen« zu berücksichtigen. Selbstsorge statt Selbstoptimierung eben.

17. Übung: Wie geht's mir eigentlich?

Wie geht es mir? Wie fühle ich mich? Eher selten stellen wir uns solche Fragen so direkt. Probieren Sie es einmal aus, sich mehrmals am Tag Ihrer Befindlichkeit bewusst zu werden. Betrachten Sie es als eine Art »Blitzlicht«. Es ist ganz leicht und erfordert kaum Aufwand. Halten Sie einfach kurz inne und richten Sie Ihre Aufmerksamkeit nach innen.

Werden Sie sich Ihrer vorherrschenden Stimmungslage bewusst. Beobachten Sie, wie Ihr Gefühl sich im wahrsten Sinn des Wortes »anfühlt«: wie es Ihrem Kopf damit geht, Ihrem Gesicht, Ihrem Brustraum, Ihrem Bauch, Ihren Händen, Ihren Beinen …

Fragen Sie sich nicht nach Gründen, weshalb Sie nun diese Stimmung haben, grübeln Sie nicht darüber nach, wo sie herkommt, streben Sie nicht an, etwas an diesem aktuellen Gefühl zu verändern oder etwas festhalten zu wollen – nehmen Sie einfach nur wahr, was gerade ist. Sie können sich auch gerne Notizen dazu machen, wenn Ihnen etwas Besonderes auffällt.

Nach dieser kleinen Bewusstheitspause kehren Sie wieder zu dem zurück, was gerade für Sie ansteht.

Führen Sie diese einfache Übung etwa eine Woche lang täglich einige Male durch. Sie werden feststellen, dass Ihre Aufmerksamkeit und Ihre Konzentrationsfähigkeit wachsen und dass Sie vielleicht auch etwas gelassener werden. Wenn die Übung Ihnen guttut – wie wäre es damit, sie sich zur Gewohnheit zu machen?

Impuls

Drei Ideen dazu, wie ich die Bewusstheitsübung in meinen Alltag einbauen kann:

1. ______________________________

2. ______________________________

3. ______________________________

Selbstsorge statt Selbstoptimierung

Selbstsorge – oder auch Selbstfürsorge – meint im Zusammenhang mit »Stille«, die eigenen Wünsche und Bedürfnisse, die hinter dem Zwang zur permanenten Selbstoptimierung und den hektischen Reiz-Reaktions-Automatismen stehen, besser kennenzulernen. Ziel dabei ist, neue Möglichkeiten des Denkens und des Handelns zu erproben, die uns zufriedener und glücklicher stimmen als die bisherigen Denk- und Verhaltensweisen.

Der verinnerlichte Drang zur stetigen Effizienzmaximierung auf der einen Seite und die Ablenkbarkeit durch sich penetrant aufdrängende akustische und visuelle Reize auf der anderen Seite erinnern ein wenig an Skylla und Charybdis, die Meeresungeheuer aus der griechischen Mythologie, die in der (Meeres-)Straße von Messina lebten und je eine Seite der dortigen Meerenge belagerten. Schiffe, die in den Bann der Ungeheuer gerieten, waren verloren. Was heißt: Wir versuchen, immer mehr in immer weniger Zeit zu schaffen, und sind gleichzeitig in Versuchung, immer wieder Ablenkungen nachzugeben. Die Quadratur des Kreises, an der wir letztlich nur scheitern können. Es erzeugt eine permanente innere Unruhe, die dem Erleben von Stille entgegensteht.

Optimieren heißt auch: alles vergleichen, Tätigkeiten einseitig danach bemessen, wie viel greifbaren Nutzen sie bieten. Kalorien zählen, Schritte zählen, Nährstoffe zählen, besser werden, heute besser als gestern, morgen besser als heute. Beim Joggen daran denken, wie viele Kalorien dadurch verbrannt werden, den Lachs essen, nicht weil er schmeckt, sondern weil die darin enthaltenen Omega-3-Fettsäuren »gut fürs Herz« sind. Je mehr wir vermittelt bekommen, was das optimale Verhalten in Situation X, Y und Z ist, desto stärker werden wir uns unserer »Unzulänglichkeit« bewusst. Die Verfechter der Selbstoptimierung haben vielen von uns offenbar erfolgreich eingeimpft, dass wir immer attraktiver, stärker, schlauer, motivierter, schneller, effizienter, dünner und gesünder – mit einem Wort: perfekter – werden können und müssen, wenn wir vor uns selbst bestehen und von anderen akzeptiert werden wollen.

Je höher die Ziele, desto mehr wächst die Differenz zur Realität, und wir nehmen immer stärker wahr, was uns alles noch fehlt, was alles »sein sollte«. Sich in den Netzen von Zeit- und Selbstoptimierung zu verfangen ist fatal. Es sorgt für permanente Unzufriedenheit und damit für jede Menge (Gedanken-)Lärm im Kopf. Was haben wir davon, wenn wir zwar superattraktiv, super fit, super produktiv und super effizient sind, aber die Freude am Leben und an den kleinen Dingen des Alltags dabei völlig auf der Strecke bleibt?

Hinter dem Gebrauch zeiteffizienter Methoden und Techniken wie zum Beispiel Zeitmanagement-Tools, Smartphones und Apps steht ja meist das Ziel, Zeit einzusparen. Sei es im Job oder im Privatleben. Viele optimieren ihre Zeit – jedoch nicht, um die »eingesparte« Zeit für Entspannung und Erholung zu verwenden, sondern vielmehr, um sich noch mehr To-dos aufzubürden. Nichtsdestotrotz bleibt häufig das Gefühl, über weite Strecken nur noch der Zeit hinterherzurennen. Ein Grund für dieses Phänomen ist, dass immer mehr Aufgaben in immer kürzerer Zeit und in immer schneller wechselnder Abfolge gecheckt und abgehakt werden. Gerade dies führt jedoch dazu, dass die »zeitsparenden« Methoden und Techniken das Gegenteil von dem hervorrufen, was sie bewirken sollten – nämlich, dass sie den Eindruck von Zeitknappheit in der persönlichen Wahrnehmung noch weiter verstärken. Man nennt dies den »Zeit-Rebound-Effekt«: Je schneller eine Aktivität durchgeführt werden kann, desto mehr Aktivität wird in den entsprechenden Zeitraum hineingepackt.

Und: Erscheint einem die Zeit als knapp, erscheinen schnelle, aber ressourcenintensive Konsumartikel wie Fast Food, Billigartikel oder Inlandsflüge interessanter als bei einem geruhsameren Lebensstil. Zusätzlich belohnen sich manche mit dem Kauf von allem möglichen Krimskrams, um einen Ausgleich zum dicht gepackten und stresserzeugenden Alltag zu suchen. So wie die Tier- und Pflanzenwelt unter der fortgesetzten Umweltverschmutzung leidet, können auch wir selbst auf längere Sicht hin betrachtet an unserer Gesundheit Schaden erleiden – an den Folgen einer fortwährenden Innenweltverschmutzung aus permanenter Antreiberei zum einen und permanenter Reizüberflutung zum anderen. Meist geht dies in seinen Anfängen so unmerklich und schleichend vonstatten, dass wir es bewusst kaum wahrnehmen können.

Selbstsorge bedeutet, unser Boot souverän und sicher durch diese »Meerenge« zu steuern, indem wir die entsprechenden Fähigkeiten und Kompetenzen entwickeln, um das eigene Leben aktiv zu gestalten, statt uns von fragwürdigen Leitbildern antreiben zu lassen oder auf gerade daherkommende Reize blindlings anzuspringen.

Dazu gehört auch die Spürsamkeit, sich für oder gegen Informationen zu entscheiden, statt von einem Reiz zum anderen zu hüpfen. Und sich öfter mal zu sagen: »Ich bin gut genug«, wenn die Selbstoptimierung wieder Opfer zu fordern droht. Der Schlüssel zur Bewahrung der eigenen Gesundheit liegt in dieser Art des bewussten Umgangs mit dem, was uns im Alltag begegnet, und dem, was aus der inwendigen Welt unseres Erlebten und unserer Erinnerungen an die Oberfläche kommt. Selbstsorge bedeutet, zur Selbstreflexion und zur Perspektivänderung bereit zu sein. Statt sich kritisch an von außen als »wichtig« dargestellten Maßstäben zu messen, gilt es, einen mitfühlenden, wohlwollenden Blick auf sich selbst zu entwickeln. Statt des beständigen »Ich muss!« und »Ich darf nicht!« den eigenen Wünschen und Bedürfnissen Raum zu geben.

Die Übung 17 hat Sie schon ein Stück weit in diese Richtung geführt. Wahrscheinlich sind da bereits einige Dinge aufgetaucht, die Sie jetzt infrage stellen, und andere, von denen Sie gerne mehr in Ihrem Leben hätten.

Bis Selbstsorge zu einem natürlichen Verhaltensmuster geworden ist, kann einige Zeit vergehen – je nachdem, wie sehr

Selbstoptimierung Teil unseres Selbstverständnisses war, oder je mehr wir daran gewöhnt waren, uns leicht ablenken zu lassen und reflexhaft von einem Reiz zum anderen zu springen. Selbstsorge ist eine innere Haltung uns selbst gegenüber, die sich dann in unserem Alltag in vielen Handlungen widerspiegelt – in kleinen Gesten und Handlungen ebenso wie in Entscheidungen von einer gewissen Tragweite. Uns um uns selbst zu kümmern bedeutet, dass wir bewusst JA zu uns selbst, zu unserem So-Sein sagen, Ja sagen zu unseren Werten, Erfahrungen und Bedürfnissen. Dieses fördert persönliches Wachstum und persönliche Souveränität. In einer Haltung der Selbstsorge drücken wir Mitgefühl und Wertschätzung gegenüber uns selbst aus. Wenn wir uns wertschätzen, dann gehen wir auch automatisch gut mit uns um. Dann nehmen wir unsere eigenen Bedürfnisse, Gefühle und Ressourcen ernst und verhalten uns dementsprechend.

Selbstsorge kann bewirken, hilfreiche kleine Gewohnheiten aufzubauen, die uns daran erinnern, in unserem vielfach von außen bestimmten Alltag unsere Bewusstheit immer mal wieder auf uns selbst, unser Inneres und unseren Körper zu lenken. Zu erkennen, was gerade ein inneres Anliegen ist, um es uns dann – wenn möglich – zu erfüllen oder zumindest einen Schritt in die Richtung zu machen.

Beim Erlernen und dem Vertiefen von Selbstsorge geht es auch darum, Gefühle von Freude, Stolz und Wohlbefinden zu fördern. Statt auf den inneren Kritiker zu hören, der das eigene Verhalten am vielfach überzogenen Diktat der Selbstoptimierung misst, gilt es, positive, ermutigende Selbstkommentierungen zu üben und sich darüber zu freuen, wenn es gelungen ist, Momente der Stille und des Gewahrseins zu erleben.

Ein weiterer Ausdruck einer guten Selbstsorge im Sinne von mehr Stille besteht darin, unser gewohntes Arbeits- und Lebensumfeld so zu verändern, dass wir Abstand zu gewohnten Reizauslösern schaffen. Zum Beispiel, indem wir es uns zur Gewohnheit machen, ähnlich wie bei der Aufgabe »Online-Fasten« *(Seite 93 f.)*

schon mal ausprobiert, E-Mail-Programme immer dann geschlossen zu halten, wenn wir nachdenken oder uns auf ein wichtiges Projekt konzentrieren wollen. Wenn das gut klappt, können wir in einem weiteren Schritt die E-Mail-Programme nur zu bestimmten Zeiten einschalten, um uns mit neu angekommenen Nachrichten zu beschäftigen.

Ebenso können wir es uns angewöhnen, während der Arbeit an wichtigen Aufgaben das Telefon auf stumm zu schalten, sodass Anrufe gleich auf den Anrufbeantworter umgeleitet werden. Nach Abschluss unserer Arbeit können wir dann in aller Ruhe zurückrufen. Eine nützliche Gewohnheit, um der Reizüberflutung entgegenzuwirken, ist es auch, Werbebroschüren mit den neuesten Schnäppchen gleich im Papierkorb zu entsorgen, ohne vorher einen Blick hineinzuwerfen.

Es funktioniert viel besser, uns auf das zu konzentrieren, was wir gerade tun, wenn wir nicht ständig parallel dazu gegen einen Wirrwarr von optischen und akustischen Reizen ankämpfen müssen.

18. Übung: Was tut mir gut, was tut mir nicht gut?

Diese Übung besteht aus zwei Teilen. Zunächst einmal sorgen Sie wieder dafür, etwa eine Viertelstunde lang ungestört zu sein. Machen Sie in dieser Zeit ein kleines Brainstorming, halten Sie Ihre Einfälle schriftlich fest.

Fragen Sie sich zunächst:

- Wodurch fühle ich mich innerlich lebendig? In welchen Situationen, in welchen Umgebungen?
- Wann fühle ich mich voller Energie, gelöst und ganz wie ich selbst? Was ist dafür erforderlich?
- Was macht mir Freude und so richtig Spaß? Wozu muss ich mich nie zwingen?
- Wovon kann ich nie genug bekommen?

Im Gegensatz dazu fragen Sie sich:

- Was laugt mich aus?
- Welche Situationen und Umgebungen machen mich schnell müde?
- Worauf reagiere ich ungeduldig, gereizt oder genervt?
- Wozu muss ich mich zwingen?

Überdenken Sie unter diesen Vorzeichen auch Ihre Kontakte und Beziehungen. Werden Sie sich so bewusst, wer Ihnen guttut und wer nicht.

Impuls

Drei Gewohnheiten, die ich im Sinne einer besseren Selbstsorge in meinem Alltag verändern will:

1. ______________________________

2. ______________________________

3. ______________________________

Pausen im eigenen Rhythmus

Wie herrlich leuchtet mir die Natur! Wie glänzt die Sonne! Wie lacht die Flur!

Johann Wolfgang von Goethe (1749–1832),
deutscher Dichter und Naturforscher

Es ist unbestritten, dass Pausen wichtig für die Konzentration und das Wohlbefinden sind. Das Gehirn kann nicht ununterbrochen »powern«. Deswegen empfiehlt es sich, im Alltag immer wieder einige Minuten Pause zu machen und sich Abstand von der Arbeit zu gönnen. Kurze Pausen unterstützen uns dabei, Konzentration, Wohlbefinden und Leistungsfähigkeit zu erhalten und damit Stress und Anspannung zu mildern und auszugleichen. Wann, wie oft und wie lange Pausen sein sollten, dazu gibt es unterschiedliche Theorien.

Eine besagt, dass Pausen nach jeweils 90 Minuten Aktivität am effektivsten sind. Wissenschaftler begründen dies mit der Hypothese des »Basic Rest-Activity Cycle« (BRAC), laut der sich Ruhe- und Aktivitätsphasen rhythmisch abwechseln. Während des Schlafens lässt sich dieser Wechsel besonders gut aufzeichnen. Festgestellt wurde, dass ein Zyklus rund 90 Minuten dauert und wir in dieser Zeitspanne mehrere Leicht- und Tiefschlafphasen durchlaufen. Dabei verarbeitet das Gehirn Erlebtes, Gedachtes und Gefühltes – und erholt sich anschließend. Etwa vier bis sieben Mal wiederholt sich dieser Zyklus pro Nacht.

Aus diesen nächtlichen »Basic Rest-Activity Cycles« wurde abgeleitet, dass es sich hier um eine Art stetigen Rhythmus handeln könnte, der nicht nur im Schlaf, sondern auch im Wachen wirksam ist. Und dass der Organismus auch hier innerhalb von 90 Minuten verschiedene Intervalle durchläuft, die hohe und weniger hohe Konzentrationsfähigkeit beinhalten – und dass wir nach diesen 90 Minuten Anspannung der Entspannung bedürfen. Unsere Konzentrationsfähigkeit flacht ab. Ignorieren wir dies, merken wir irgendwann, dass wir für die Lösung einer Aufgabe viel länger brauchen und mit mehr Ablenkungsanfechtungen zu kämpfen haben.

Also sind wir gut beraten, den natürlichen Rhythmus des Körpers zu nutzen und nach 90 Minuten eine Kurzpause (circa 10 Minuten) einzulegen, um lockerzulassen und Abstand zu nehmen. Ob eine solche Kurzpause zu spürbarer Erholung führt und den erwünschten Ausgleich schafft, hängt natürlich davon ab, wofür wir die Pause nutzen. Wenn wir einen typischen Bildschirmarbeitsplatz haben, wäre es widersinnig, die Pause mit Surfen im Internet oder Chatten mit Kolleginnen zu verbringen. Denn dabei verbleiben wir nicht nur in unserer bisherigen Sitzposition, sondern sind auch weiterhin mit dem Verarbeiten von Informationen beschäftigt. Hier wäre ein »datenverarbeitungsloser« Spaziergang an der frischen Luft viel besser – auch wenn in der kurzen Zeit nur ein paar wenige Schritte vor der Tür möglich sind.

Es ist also gut, in unseren Pausen etwas zu tun, was sich deutlich von dem unterscheidet, womit wir uns vorher beschäftigt hatten.

- Wenn wir viel stillsitzen oder es mit eintönigen Arbeitsabläufen zu tun haben, bedeutet Bewegung für unseren Körper eine Erholung.
- Wenn wir lange gesprochen und/oder viel zugehört haben, hilft es, als Ausgleich ganz bewusst die Stille zu suchen.
- Stille Momente sind auch dann besonders empfehlenswert, wenn wir bei unserer Arbeit stark angespannt sind und viele verschiedene Reize in kurzer Zeit verarbeiten müssen.

Natürlich lassen sich Stille und Bewegung gut kombinieren, je nachdem, welche Möglichkeiten unsere Arbeitsumgebung dafür bietet.

19. Übung: Der 90-Minuten-Rhythmus

Hier sind natürlich diejenigen im Vorteil, die im Homeoffice arbeiten, denn da kann man sich die Zeit freier einteilen. In anderen Jobs ist es oft schwierig bis unmöglich, selbstbestimmte Pausen zu machen. Wenn Sie jedoch die Möglichkeit haben, experimentieren Sie mal mit dem 90-Minuten-Rhythmus.

Nehmen Sie sich eine anspruchsvolle Aufgabe vor, für deren Durchführung Sie mehrere Stunden benötigen. Sorgen Sie dafür, sich dieser Aufgabe konzentriert und mit so wenig Ablenkungen wie möglich widmen zu können. Machen Sie jeweils nach etwa 90 Minuten eine 10-minütige Pause. Lassen Sie sich durch einen Wecker daran erinnern. Finden Sie heraus, wodurch Sie sich am besten erholen. Gehen Sie dem nach, was Sie gerade als Ausgleich empfinden, und achten Sie dabei auf Kontraste: War die Arbeit laut, pausieren Sie in Stille, waren Sie vielen Reizen ausgesetzt, sorgen Sie für ruhige Pausen mit wenig Außenreizen, und so weiter.

Wenn Sie die Übung einige Tage lang regelmäßig durchführen, werden Sie sensibel dafür, zu erkennen, was Sie gerade benötigen. Halten Sie Ihre Erfahrungen schriftlich fest und reflektieren Sie, was Ihnen besonders guttut, sodass Sie es zum Bestandteil Ihres Arbeitsalltags machen können.

Impuls

Drei Kurzpausen, die mir besonders guttun:

1. ____________________

2. ____________________

3. ____________________

Zeit für sich

Oftmals hindern uns zu viele Reize auch daran, zu uns selbst zu kommen, innezuhalten und zu genießen, dass da gerade nichts ist, worauf wir uns einzustellen oder zu reagieren haben. Zeit, die wir nur mit uns selbst verbringen, ist rar – wenn wir uns nicht bewusst darum bemühen. Auszeiten, Rückzugsmöglichkeiten und Zeiten des »Leerlaufs« sind wichtig, um den Kontakt zu uns selbst nicht zu verlieren, Erlebtes zu verarbeiten, unsere Gefühle zu ordnen, Abstand zum Alltäglichen zu finden. Äußere Reize auszuschalten, kann uns gut entspannen und ein Plus an Klarheit bringen. Einmal nicht mit anderen über dies und das zu diskutieren oder Konflikte auszutragen, sich nicht per WhatsApp oder Facebook auf den neuesten Stand im eigenen Netzwerk zu bringen, ganz allgemein nicht ständig über digitale Kanäle mit anderen Menschen verbunden zu sein, keinen Small Talk pflegen zu müssen, sondern sich Abstand zu gönnen, kann spürbar erleichtern.

Diese Erfahrung haben viele Menschen auch während der Corona-Krise gemacht. Die unverhoffte »Zeit für sich« während des Lockdowns haben einige weniger als belastend, sondern eher als wohltuend wahrgenommen, was sie oft selbst sehr erstaunt hat – und dies gilt nicht nur für Introvertierte. Auch Extrovertierte spürten nach einer Gewöhnungsphase das Heilsame an dieser Zeit.

Für mich selbst hatte sich nicht viel geändert, außer dass ich die Treffen im Freundeskreis vermisste und alle Engagements für Vorträge und Seminare von heute auf morgen storniert wurden. Ansonsten verlief der Alltag wie gehabt: Entwerfen, Schreiben, Gestalten – alles Tätigkeiten, die bedingen, über Stunden mit mir selbst und dem Realisieren eigener Ideen beschäftigt zu sein, danach lange Spaziergänge in der Natur. Ein Rhythmus, den ich schon seit etlichen Jahren verinnerlicht habe, da ich mich damit einfach sehr wohlfühle.

An der Universität Dresden untersuchte ein Psychologenteam schon vor einigen Jahren die Life-Balance von etwa 500 Studierenden. Unter anderem fanden sie heraus, dass diejenigen am wenigsten mit körperlichen oder auch seelischen Beeinträchtigungen zu tun hatten, die ein gutes Maß an Zeit hatten, um »in Ruhe über sich und die Welt nachdenken zu können«.

Der Schluss daraus war, dass sich eine gewisse Zeit des Alleinseins positiv auf die körperliche und psychische Verfasstheit auswirkt. Einer Umfrage englischer Wissenschaftler in Kooperation mit der BBC (British Broadcasting Corporation) zufolge, an der 18.000 Menschen aus 134 Ländern teilnahmen, belegte »Alleinsein« den dritten Platz in der Hitliste der Aktivitäten, die die Teilnehmenden als besonders erholsam erleben. Platz eins gehörte dem »Lesen«, gefolgt von »In-der-Natur-Sein«. Auch dies sind Aktivitäten, die in Richtung Rückzug und Besinnung weisen.

20. Übung: Tägliche Besinnungszeit

Richten Sie sich eine Woche lang eine »Selbst-Besinnungszeit« ein. Dafür nehmen Sie sich jeden Tag eine halbe Stunde Zeit für sich selbst. Regelmäßig Zeit »zur freien Verfügung« zu haben kann viel Druck aus dem Alltag nehmen.

Sie wissen, dass Sie in dieser Zeit die Gelegenheit haben, über Geschehnisse, Projekte oder Entscheidungen in Ruhe nachzudenken, wenn dies innerlich für Sie ansteht. Sie können besondere Ereignisse des Tages rekapitulieren und würdigen. So lärmen keine unverarbeiteten Vorkommnisse in Ihrem Inneren herum, und Sie können sich später unbeschwert wieder dem zuwenden, was gerade ansteht.

Wenn Sie die »Selbst-Besinnungszeit« zum Bestandteil Ihres Alltags machen wollen, ist es günstig, sich diese halbe Stunde täglich zur gleichen Zeit zu nehmen. Dann sind Sie und Ihre Kolleginnen und Kollegen oder Familienmitglieder daran gewöhnt – und es kommt keiner auf die Idee, Sie hätten dann Zeit für etwas anderes. Es ist Ihre Zeit! Erinnern Sie sich selbst diskret daran, indem Sie auf Ihrem Smartphone den Start der Selbst-Besinnungszeit einstellen. Und dann nutzen Sie sie!

Impuls

Notieren Sie sich während der Übungswoche jeden Tag nachfolgende Effekte Ihrer Selbst-Besinnungszeit:

1. Stimmung: vorher – nachher
2. Körperliches Empfinden: vorher – nachher
3. Konzentrationsfähigkeit: vorher – nachher

Betrachten Sie am Ende der Woche das, was Sie geschrieben haben. Was fällt Ihnen auf?

Freiheit für die Sinne

Nichts ist im Verstand, was nicht vorher in den Sinnen war.

John Locke (1632–1704),
englischer Arzt und Philosoph

Sehen, hören, riechen, schmecken, tasten: Mittels unserer Sinne erfassen wir tagaus, tagein unsere Umgebung. Die Sinne bewirken, dass wir uns orientieren und mit Menschen, Tieren, Pflanzen in Kontakt treten können. Kleine Kinder leben fast ganz im Reich der Sinne. Ihre ganze Aufmerksamkeit gilt dem Hier und Jetzt, dem, was gerade passiert, dem, was sie über Augen und Ohren, über die Haut und über Riechen und Schmecken wahrnehmen.

Erwachsene neigen dazu, sinnliche Erfahrungen zu vernachlässigen oder ganz auszublenden – zugunsten des Denkens und der Sprache, des rationalen Kombinierens und des effizienten, zweckorientierten Handelns. Sinneserfahrungen sind nicht einfach nur isolierte Wahrnehmungen aus einem oder mehreren Sinneskanälen, sondern sie ermöglichen in ihrem Zusammenspiel das unmittelbare Erfahren der Welt. Direkte sinnliche Erfahrungen bewirken, das, was uns umgibt, erfassen zu können, um es dann kognitiv mit einer Bedeutung zu versehen. Dies ist wichtiger für unser Wohlbefinden, als wir oft glauben.

Wenn Menschen unter Dauerstress stehen, verflacht ihre Wahrnehmung – als hätte sich eine Decke über das sinnliche Erleben gebreitet. Doch auch im ganz normalen Alltag verhindern Eile und das Viel-Zuviel an sinnlichen Reizen allzu oft, dass mehr als ein paar flüchtige Eindrücke hängen bleiben. Doch die Realität muss gesehen, gehört, gespürt, gerochen und geschmeckt werden, damit Ereignisse nachvollzogen und Zusammenhänge begriffen werden können, auch, damit uns das Erlebte im Gedächtnis bleibt. Flaches Erleben hinterlässt kaum eine Erinnerungsspur, sinnliches Erleben schon.

Menschen mit geübten Sinnen haben ein Ohr für die leisen Töne, einen Blick für die Schönheit der kleinen Dinge, sind sensibel für Gerüche und Geschmacksrichtungen, empfindsam für sanfte Berührungen. Flaches Erleben hingegen bedarf immer grellerer und lauterer Signale – sei es überwürztes Essen, wummernde Bässe oder Actionfilme, in denen ständig etwas kollabiert oder explodiert.

Die gute Nachricht: Unsere sinnliche Wahrnehmung lässt sich trainieren. Zwar werden mit zunehmendem Alter unsere Sinnesorgane schwächer – nicht nur das Sehen und Hören, auch der Geruchs- und Geschmackssinn, weil die Rezeptoren sich verändern. Doch im Gegenzug dazu können wir mittels unserer Konzentrationsfähigkeit und bewusster Langsamkeit intensive multisinnliche Erfahrungen machen.

21. Übung: Multisinnlich erleben

Nehmen Sie sich tagsüber immer wieder ein paar Minuten Zeit, um sich ganz auf Ihr sinnliches Erleben zu konzentrieren, sozusagen auf das kleine Glück am Wegesrand. Einfach innehalten und sich dem Sinneseindruck voll und ganz widmen. Hier einige Anregungen dazu:

- Betrachten Sie den Löwenzahn, der zwischen den Gehwegplatten auf dem Bürgersteig wächst. Welche Form hat die Blüte? Welche Farbe genau? Wie sieht der Stängel aus? Bewegen sich die Blätter?
- Nehmen Sie eine Erdbeere in den Mund. Beißen Sie sie in der Mitte durch und schmecken Sie ganz bewusst und mit geschlossenen Augen. Wie fühlt sich die Frucht im Mund an? Wie schmeckt sie? Wie würden Sie diesen Geschmack charakterisieren?
- Streicheln Sie sanft mit den Fingern über eine gemähte Rasenfläche und spüren Sie dabei in Ihre Finger hinein. Wie fühlt sich das Gras an? Weich? Stoppelig?

- Gehen Sie im Wald spazieren und nehmen Sie tiefe Atemzüge durch die Nase. Konzentrieren Sie sich auf das Aroma des Waldes, riechen Sie ganz bewusst.
- Streichen Sie einer Freundin oder einem Freund mit geschlossenen Augen ganz langsam über den Arm. Wie fühlt sich das an?

Dies sind nur Anregungen. Schaffen Sie sich Ihre eigenen Sinneswahrnehmungen, und konzentrieren Sie sich für einige Momente voll und ganz darauf. Es gibt zig Möglichkeiten, die Welt um Sie herum mit allen Sinnen wahrzunehmen – und dadurch immer wieder kleine Glücksmomente zu erleben. Natürlich nur, wenn Sie sich die Zeit dafür nehmen …

Impuls

Drei Sinneseindrücke, die mir immer wieder besonders viel bedeuten:

1. ______________________________

2. ______________________________

3. ______________________________

Mono-Tasking für konzentriertes Arbeiten

Niemand ist frei, der über sich selbst nicht Herr ist.

Matthias Claudius (1840–1915),
deutscher Dichter und Journalist

Wir sind keine Computer, die in schier unendlicher Folge Informationen verarbeiten können, ohne jemals müde zu werden – und sogar das Kunststück fertigbringen, mehrere Herausforderungen gleichzeitig zu bewältigen. Das gibt unsere mentale Ausstattung nicht her. Wir haben daran gemessen nur begrenzte geistige Kapazitäten, mit denen wir Informationen aufnehmen, zuordnen und Schlüsse daraus ziehen. Und Multitasking ist nur ein Mythos. Es gibt hier keine wirkliche Gleichzeitigkeit, auch wenn uns das so vorkommen mag. Vielmehr switcht das Gehirn in rascher Folge zwischen den Tätigkeiten hin und her. Das kostet uns in aller Regel mehr Zeit und Energie, als wenn wir die gleichen Aufgaben nacheinander erledigen würden, da die Fehlerquote steigt. Unsere Aufmerksamkeit einer einzigen Sache zu widmen ist deutlich weniger ermüdend.

Sich auf nur eine Tätigkeit zu konzentrieren klappt natürlich dann am besten, wenn die Aufgabe interessant und herausfordernd für uns ist. In allen anderen Fällen hilft es, ähnlich wie bei der Meditation, die Gedanken, die allen möglichen Reizen folgen wollen, geduldig wieder auf das aktuell zu Bearbeitende zu richten. *(Vergleiche Übung 14)*

Wir sind gut beraten, unsere Grenzen zu akzeptieren und unsere geistigen Kapazitäten auf Relevantes zu richten sowie Unwichtiges in die zweite Reihe zu stellen oder ganz wegzulassen. Prioritäten setzen schützt vor Verzettelung – und damit auch vor Lärm im Kopf, der leicht entsteht, wenn es ein ständiges Hin- und Herspringen der Aufmerksamkeit gibt.

Die Realität sieht an vielen Arbeitsplätzen anders aus: Häufig wird wider besseres Wissen erwartet, dass mehrere Aufgaben parallel erledigt und in ein und der gleichen Zeitspanne auch noch Telefonate geführt und E-Mails beantwortet werden. Wer sich aber ständig unterbrechen und ablenken lässt, büßt mit der Zeit die Fähigkeit ein, sich länger auf eine Arbeit zu konzentrieren und Prioritäten zu setzen. Das Gehirn ist stattdessen darauf programmiert, ständig auf neue Reize zu reagieren – ja, förmlich danach zu verlangen. (*Siehe Seite 43, »Dopamin-Loop – der berühmte ›Kick‹«*)

In der Zeit des Corona-Lockdowns im Frühjahr 2020 haben viele von uns erste Erfahrungen mit dem Arbeiten im Homeoffice gemacht. Sofern dies nicht bedeutete, gleichzeitig für die Betreuung oder das Unterrichten der Kinder verantwortlich zu sein, empfanden nicht wenige Erleichterung. Viele können sich vorstellen, zumindest einen Teil ihres Jobs in die häusliche Umgebung zu verlagern. Die Gründe: ein Zuwachs an Selbstbestimmung beim Abarbeiten der anstehenden Aufgaben, weniger Störungen durch eine laute Umgebung, mehr Stille und Konzentration.

Wir können uns selbst unterstützen, indem wir im Umgang mit den täglichen Anforderungen ein paar Dinge ändern. Beispielsweise kann es wohltuend sein, sich vor Arbeitsbeginn vor ein geöffnetes Fenster zu stellen und ein paar tiefe Atemzüge zu nehmen. Beim Ausatmen die Schultern entspannen und beim Einatmen Brustkorb und Zwerchfell weiten und sich voll und ganz auf das Ein- und Ausströmen des Atems konzentrieren. Dieses kleine Ritual hilft uns dabei, uns zu sammeln und Ruhe im Inneren zu schaffen. Wenn wir dann Platz genommen haben, geht es darum, uns auf die erste der vor uns liegenden Aufgaben zu konzentrieren. Nur eine Aufgabe, keine zwei oder drei »nebenher«. Bis wir damit fertig sind. Wenn wir merken, dass die Aufmerksamkeit zu schwinden beginnt, sollten wir innehalten, wieder ein paar Atemzüge nehmen – und weiter geht's. Nach 90 Minuten oder wenn die Aufgabe fertig ist, können wir uns eine etwas längere Pause gönnen, bevor wir uns der nächsten Aufgabe zuwenden. *(Vergleiche Übung 19)*

Unsere Konzentration können wir auch unterstützen, indem wir auf unserem Arbeitstisch einen Bereich von etwa einem Quadratmeter völlig freigeräumt haben. So kann unser Blick unbelastet darauf ruhen und fällt nicht dauernd auf Gestapeltes und Unerledigtes. Ebenso wichtig ist es, Lärmquellen abzustellen, soweit wir Einfluss darauf haben. Je mehr potenziell Störendes wir ausschalten können, desto besser.

Den Zeitfresser Internet bändigen wir am besten, indem wir feste Zeiten für die nicht zweckgerichtete Internetnutzung festlegen. Was heißt: In manchen Fällen brauchen wir das Internet für die Bearbeitung einer Aufgabe, das ist okay. Doch oft ist die Verlockung groß, dann noch hierhin, dahin und dorthin zu surfen. Und schwupps haben wir einen neuen Haufen Lärm im Kopf und sind meilenweit weg von der Aufgabe, die wir bearbeiten wollten. Da hilft es, Disziplin walten zu lassen und tatsächlich Zeiten für freies Herumsurfen, die Nutzung sozialer Medien und Spiele festzulegen und diese dann auch einzuhalten. Am Anfang mag das befremdlich erscheinen, doch längerfristig hilft es uns sehr, konzentriert bei einer Sache zu bleiben.

So konzentriert der Anfang, so konzentriert der Abschluss: Wenn wir ein Ritual daraus machen, nach der Arbeit ganz bewusst alle damit verbundenen Utensilien aufzuräumen, dann ist das nicht nur eine schöne Abrundung, sondern wir bereiten damit auch einen guten Start in den nächsten Arbeitstag vor. Meistens sind es nur ein paar Handgriffe, die zu tun sind, aber sie machen einen Unterschied …

22. Übung: Die Ohrenmassage

Um sich das konzentrierte Arbeiten zu erleichtern, hilft oft auch eine Ohrenmassage. Dadurch verbessern sich Konzentrationsfähigkeit und Wachheit auf ganz einfache Weise. Da es gerade an den Ohren viele Reflexzonenpunkte gibt, wirken Sie mit einer Ohrenmassage anregend auf den gesamten Organismus ein. Sie können die Ohrmassage an beiden Ohren gleichzeitig ausführen. Für das linke Ohr nehmen Sie die linke Hand, für das rechte Ohr die rechte Hand.

- Nehmen Sie Ihre Ohren jeweils zwischen Zeigefinger und Daumen und reiben Sie sie intensiv von oben nach unten, dann von unten nach oben und so weiter.
- Kneten Sie besonders die Ohrläppchen und die Ohrmuschel intensiv durch.
- Massieren Sie dann den Ohreingang mit dem Zeigefinger in kreisenden Bewegungen.
- Streichen Sie abschließend mit den Fingerkuppen an der Ohrwölbung entlang, immer von oben nach unten.
- Schütteln Sie dann die Hände leicht aus.

Nun wird es Ihnen leichter fallen, bei Ihrer aktuellen Aufgabe die Konzentration aufrechtzuerhalten und Ablenkungen zu widerstehen.

Impuls

Drei Dinge, die ich im Sinne von mehr Konzentration bei der Arbeit verändern möchte:

1. ______________________________

2. ______________________________

3. ______________________________

Entlasten Sie sich!

Ordnung ist die Mutter der Bequemlichkeit.

Heinrich Martin (1871–1950),
deutscher Schriftsteller

Beinahe jeder von uns kennt das. Man hat Sachen herumstehen, in Schränken verstaut oder auf Regalen deponiert, die einen förmlich anzuschreien scheinen: Mach mich! Tu mich! Lies mich! Beschäftige dich mit mir! Repariere mich! Gebrauch mich mal wieder! Unversehens türmt sich da ein riesiger Berg an »Ich-sollte« auf.

Es sind Dinge, die uns nicht wirklich nützlich sind, manchmal auch solche, die wir aus Pflichtgefühl aufbewahren, ohne wirklich eine Verwendung dafür zu haben – die uns jedoch ein latent schlechtes Gewissen bereiten, weil sie innerlichen Lärm verursachen. Wie alles, was wir meinen zu »sollen« und nicht tun. Oder all die Dinge, die aufbewahrt werden, weil man sie ja »irgendwann« mal brauchen könnte – und die nach zig Jahren noch immer unberührt darauf warten, zum Einsatz zu kommen. Durch ihr stetiges Wirken aus dem »Off« rauben sie uns Energie, die wir andernfalls konstruktiv für Projekte und Ziele einsetzen könnten.

Hier mal klar Schiff zu machen tut nicht nur der Wohnung, sondern auch der Seele gut. Alles, was »zu viel« ist an Dingen um uns herum – seien es Möbelstücke, Geschirr, Geräte, Kleidung oder einfach nur Krimskrams – kostet nicht nur viel Platz, Zeit und Mühe, »verwaltet« zu werden. Auch sind sie eine stete Quelle von Ärger: Ärger über sich selbst, weil man so viel angehäuft hat, Ärger über andere, die unnütze Geschenke gemacht haben, die man nun aus einem Gefühl der Verpflichtung heraus aufhebt.

Warum also all diese Gegenstände, die wir besitzen, aber kaum benutzen, die wir meist nicht einmal mögen oder schön finden, weiter mit uns herumschleppen? Jedes dieser Dinge fordert immer wieder von Neuem unsere Aufmerksamkeit, und das macht eine Menge Lärm in unserem Innern …

Statt unter dem Ballast festgehaltener Dinge, die auf »irgendwann einmal« warten, in miese Laune zu versinken, ist es gut, beherzt anzupacken und uns von all den Dingen zu verabschieden, die wir nicht oder nicht mehr wirklich brauchen. Dazu gehören auch Gegenstände, die mit Ideen und Vorhaben verbunden sind, die wir nie umgesetzt haben und von denen wir insgeheim wissen, dass ihre Zeit nicht mehr kommen wird. Je mehr »geronnene Gefühle« in Form von alten Vorstellungen, Wünschen und Zielen in den einzelnen Sachen stecken, desto schwerer fällt es meist, sie loszulassen. Doch letztlich ist es befreiend. Nicht nur, weil wir all das, wovon wir uns trennen können, nicht mehr verwahren, pflegen, abstauben oder von hier nach da räumen brauchen, sondern weil es uns auf längere Zeit gesehen auch innerlich entlastet. Vor allem mit dem Loslassen all der Dinge, die für längst verblichene Träume und Vorstellungen stehen, für nie realisierte Vorhaben oder das, was Gefühle der Verpflichtung auslöst, tun wir uns etwas Gutes, schaffen Raum auch im übertragenen Sinne. Raum dafür, uns den Dingen zu widmen, die heute für uns wichtig sind.

23. Übung: Zeit für Visionen

Etwas loszulassen fällt Ihnen leichter, wenn Sie es mental vorbereiten und eine Vision entwickeln, wie es künftig sein soll. Ein Bild, für das Sie sich erwärmen und vielleicht sogar begeistern können. Dies unterstützt Sie darin, zielgerichteter zu denken und zu handeln. Und so geht´s:

- Ziehen Sie sich an einen ruhigen Ort zurück und sorgen Sie dafür, eine Viertelstunde lang ungestört zu sein.
- Setzen Sie sich in einen bequemen Sessel oder legen Sie sich hin.
- Entspannen Sie sich, schließen Sie die Augen und denken Sie an den Raum in Ihrer Wohnung, in dem Sie etwas verändern wollen. Wo es Gegenstände gibt, die Sie loslassen möchten.

- Stellen Sie sich nun vor, in diesem Raum gäbe es nur noch Dinge, die Sie entweder sehr gerne mögen oder die Sie wirklich häufig in Gebrauch haben. Alle anderen Dinge hätten Sie verkauft, verschenkt oder entsorgt.
- Gehen Sie in Ihrer Fantasie in Ihrem neu gestalteten Raum herum und nehmen Sie den neu entstandenen Raum wahr, die Klarheit, das wohlige Gefühl von Selbstbestimmung. Um Sie herum gibt es jetzt nur noch Dinge, die Ihnen wirklich etwas bedeuten, an denen Sie sich erfreuen oder die Ihnen im Alltag oft von Nutzen sind.

Impuls

Drei Dinge, von denen ich mich als Erstes trennen werde:

1. ____

2. ____

3. ____

INNEREN FRIEDEN FINDEN

Laaaangsam …

Ent-schleunigung ist das Gegenteil von Be-schleunigung. Hektik und Stille vertragen sich nicht. Doch sich jetzt vorzunehmen, ab sofort alles langsamer zu machen, oder sich dazu anzuhalten, sich künftig immer voll und ganz auf das zu konzentrieren, womit wir gerade beschäftigt sind, das wäre ein völlig unrealistischer Anspruch. Für ein so ehrgeiziges Vorhaben gibt es im ganz normalen Arbeitsalltag viel zu viele Unterbrechungen, Ablenkungen und Störungen. Vieles in unserem Alltag ist vorgegeben und steht vielleicht sogar als Verpflichtung in unserem Arbeitsvertrag. Es gibt eine Arbeitsagenda, die abzuarbeiten ist, es gibt Abgabetermine für die Fertigstellung eines Projektes, es gibt Anweisungen, die ausgeführt, Probleme, die gelöst und Abläufe, die eingehalten werden müssen. Oft haben wir am Arbeitsplatz nicht die Wahl, entscheiden zu können, ob wir »multitasken« wollen, und haben es auch nicht in der Hand, wie ungestört wir arbeiten können. Wenn ein Auftrag, der gerade hereinkommt, keinen Aufschub duldet, jedoch das, was wir gerade in Arbeit haben, genauso dringlich ist, dann bleibt nur der Versuch, beidem irgendwie gerecht zu werden. Dem Wohlbefinden förderlich ist das nicht, doch wenn wir keinen Einfluss auf die Vorgaben haben, dann ist es umso wichtiger, dass wir jenseits dessen die Freiräume, die wir haben, für mehr Stille, für Entschleunigung und eine stimmige Selbstsorge nutzen.

Wenn das Vorhaben, mehr Stille zu erleben, nicht in die Warteschlange des »Irgendwann-einmal-werde-ich« eingereiht werden soll, dann ist es sinnvoll, sich die kleinen Auszeiten – ebenso wie den 90-Minuten-Rhythmus – systematisch anzugewöhnen, sodass Langsamkeit und stille Zeiten zum selbstverständlichen Bestandteil des Alltags werden können.

Dazu ist es gut, sich die Stille als einen Termin mit sich selbst in den Kalender zu schreiben. So kann sie Bestandteil der Tagesagenda werden. Schauen Sie jeden Tag im Vorhinein, wann Sie Zeit für Stille haben, und blockieren Sie diesen Zeitraum im Kalender. Sagen Sie sich dann beispielsweise: Nach Beginn des Feierabends ist es das Erste, was ich tue, meine Zeit der Stille wahrzunehmen.

Letzteres entspricht meiner eigenen Herangehensweise. Vor drei Jahren um die Weihnachtszeit war ich zu dem Schluss gekommen, dass sich in meinem Leben zu viel Sitzen und Auf-Bildschirme-Gucken eingenistet hatten. Zu wenig Natur, zu wenig echte Stille, zu wenig Abstand, zu wenig Bewegung. Ich nahm mir vor, jeden Tag Zeit zu reservieren, um den Kopf freizubekommen. Meine Zeit war und ist 17:00 Uhr. Dann klingelt mein »Wanderwecker«, wie ich ihn nenne, und ich starte meinen Abendspaziergang, der mich mal durch einen kleinen Park oder auch mal durch ruhige Wohngegenden führt. Ab und zu gibt's Straßenlärm oder es bellt ein Hund, aber meist ist es sehr ruhig und ich höre nichts außer dem Zwitschern der Vögel. Gestartet bin ich in jenem Winter ganz »niederschwellig«: 10 Minuten. Es war mir bewusst, dass diese Zeitspanne sehr niedrig ist, aber es ging mir in erster Linie darum, mir das stille Gehen anzugewöhnen. Sechs Wochen später steigerte ich die Zeitspanne auf 15 Minuten, wiederum später auf 20 Minuten.

Und heute? Gönne ich mir nach Arbeitsabschluss eine Stunde stilles Spazierengehen. Abgesehen davon, dass ich meine Umgebung mittlerweile richtig gut kenne – man kann sagen, jeden kleinen Schleichweg schon mindestens einmal gegangen bin –, habe ich sehr zu schätzen gelernt, wie erholsam die Stille auf mich wirkt und wie viele Ideen mich unterwegs einfach so im Vorbeigehen anzuspringen scheinen.

Rückblickend kann ich sagen, dies alles wäre nie geschehen, wenn ich nicht mit Mini-Schrittchen gestartet wäre – und mir erst, als ich die neue Gewohnheit völlig intus hatte, eine zeitliche Ausdehnung vorgenommen hätte. Und: Ich gehe immer mal wieder ganz langsam. Spüre den Boden unter meinen Füßen, nehme den Atemrhythmus wahr, schaue in die Baumkronen, schaue in den Himmel. Bin offen für das, was ich unterwegs sehe und höre.

Hätte ich mir gleich am Anfang eine Stunde oder auch nur eine halbe Stunde vorgenommen, wäre ich sicherlich gescheitert. Heute hingegen möchte ich diese stillen Spaziergänge nicht mehr missen. Das hätte ich mir, als ich damit angefangen hatte, gar nicht vorstellen können. Sich gezielt Zeit freizuhalten und sie so fest im Alltag zu verankern wie das Zähneputzen, das ist der Schlüssel.

Wenn wir das nicht tun, wird der Teil in uns, der sich schwer für Neues begeistern lässt und alles scheut, was einen Aufwand bedeuten könnte – auch »innerer Schweinehund« genannt –, immer wieder einen Grund finden, aktuell eine »Ausnahme« machen zu wollen und die Zeit der Stille auf »irgendwann, wenn's mal besser passt« zu vertagen.

Zum Einstieg in die neue Gewohnheit sind also 5 oder 10 Minuten ein gutes Maß. Später, wenn wir Gefallen an der kleinen Auszeit gefunden haben, ist es natürlich jederzeit möglich, die Zeitspanne zu verlängern.

Sich Stille-Zeit zu nehmen, das geht natürlich auch zu Hause. Wenn die Wohnung oder das Haus groß genug ist, kann man einen Raum so gestalten, dass er der Stille gewidmet ist. Es ist sinnvoll, in dieser Stille-Oase Telefon, TV, Smartphone, Tablet und Co. außen vor zu lassen. Natürlich können wir uns auch einfach ins Schlafzimmer oder in einen anderen Raum zurückziehen, wo wir die Tür hinter uns schließen können und ganz für uns sind. Wenn wir eine Familie haben oder in einer Wohngemeinschaft leben, dann ist es wichtig, dass unsere Mitbewohner wissen, dass wir während unserer Zeit der Stille nicht gestört werden wollen. Das mag den anderen erst einmal befremdlich vorkommen, doch man wird sich bald daran gewöhnt haben, dass diese kurze Zeitspanne nur uns gehört.

24. Übung: Oase der Stille

Erproben Sie eine Woche lang, sich täglich in einem stillen Raum oder auch draußen in einer geräuscharmen Umgebung 10 Minuten Stille zu gönnen. Das bedeutet, alles beiseitezulassen, das ablenken könnte: Gespräche, Musik, Lesen, Fernsehen und so weiter. Und stattdessen einfach nur da zu sein, sich selbst und die Umgebung wahrzunehmen und nichts zu tun. Halten Sie danach Ihre Eindrücke schriftlich fest.

Natürlich ginge dies auch sehr gut unter freiem Himmel, in einem Park, auf einer Wiese oder im Wald, an einem Bach oder See. In dieser Übung erproben Sie aber einmal geschlossene Räume, beispielsweise einen stillen Raum zu Hause oder auch eine Kirche oder den Lesesaal einer wenig besuchten Bibliothek. *(Siehe Seite 165, »Räume der Stille«)*

Impuls

Drei Orte, die sich für meine Stille-Zeit besonders gut eignen:

1. ______________________________

2. ______________________________

3. ______________________________

Ruhebilder – die Kraft der Imagination

Nur in stillen Wassern spiegeln sich die Sterne.
Chinesisches Sprichwort

Wie wir bei der Übung »Zeit für Visionen« schon erlebt haben, können Imaginationen persönliche Ziele stark beflügeln. Wir erzeugen in unserer Vorstellung ein Bild – oder drehen innerlich einen Film – und dies beeinflusst unser Fühlen, Denken und Handeln in die gewünschte Richtung. Die Bilder helfen uns, mit dem Unbewussten in Kontakt zu treten. Auch kann unser Vorstellungsvermögen ganz direkt körperliche Reaktionen auslösen, kann uns aktivieren oder beruhigen, kann liebevolle Gefühle oder auch Abgrenzung befördern. Die Fähigkeit, mittels Imagination (lat. imago = Bild, Traumbild, Vorstellung) innere Bilder oder Filme zu erzeugen, hat jeder von uns. Der eine mehr, der andere weniger. Wie die meisten anderen unserer Fähigkeiten lässt sich aber auch dies schulen und trainieren. Durch Imaginationen erschaffen wir uns eine subjektive Wirklichkeit, denn wir empfinden nicht nur etwas tatsächlich Erlebtes als angenehm oder unangenehm, sondern auch die Vorstellung davon.

Mentales Training wird häufig im Sport eingesetzt, um die Motivation, das Selbstvertrauen und die Zuversicht vor Wettkämpfen zu steigern. Genauso gut und genauso effektiv können wir mithilfe von Imaginationen innerlich zur Ruhe kommen, Entspannung also nicht nur dadurch herstellen, dass wir bewusst einzelne Muskelpartien entspannen, sondern auch mittels unserer Vorstellungskraft.

Bei der Imagination eines Ruhebildes unterstützen uns die inneren Bilder dabei, Körper, Geist und Seele in einen Zustand wohliger Entspannung zu versetzen. Wichtig dabei ist, dass wir uns Orte ausmalen, bei deren Vorstellung es uns gelingt, uns entspannt und gelöst zu fühlen. Ein solcher Ort der Ruhe und des

Friedens kann beispielsweise ein blühender Garten sein, das Ufer eines breiten Stroms, der träge dahinfließt und in dem sich die Zweige einer großen Weide spiegeln, oder auch ein bestimmter Raum, der Harmonie und Stille ausstrahlt. Am besten ist es, wenn wir in unserer Fantasie auf einen Platz zurückgreifen können, an dem wir tatsächlich schon einmal waren und dort Frieden und Geborgenheit erlebt haben. Bei mir war dies lange Zeit ein Turm auf dem Gipfel eines Berges im Abendlicht, den ich von unserem Haus aus sehen konnte. Ich verband damit Ruhe und Frieden und ein Stück Ewigkeit. Noch heute kann ich innerlich das Bild aufrufen, wie er da im weichen Abendlicht steht. Für mich strahlt er immer noch Ruhe und Frieden aus.

So haben Sie selbst wahrscheinlich auch ein Motiv, was Ihnen den Eindruck von Ruhe, Stille und Harmonie vermittelt. Dies innerlich abzurufen und auf sich wirken zu lassen hilft dabei, Stress zu bewältigen, Abstand zu einem Geschehen zu finden, und auch dabei, besser einschlafen zu können.

25. Übung: Imagination stärken

Vielleicht sind Sie es nicht gewohnt, Bilder vor dem inneren Auge erscheinen zu lassen. Dann erscheinen diese am Anfang wahrscheinlich nur blass und verschwommen. Es fällt dann nicht leicht, sich darauf zu konzentrieren. Doch wie gesagt, das Vorstellungsvermögen lässt sich trainieren.

- Suchen Sie sich zu Übungszwecken ein Foto aus, das Ihnen gefällt und zu dem Sie einen positiven inneren Bezug haben.
- Betrachten Sie das Motiv ganz genau, nehmen Sie so viele Einzelheiten wie möglich wahr: die Farben, die Formen, die einzelnen Elemente, Vordergrund, Hintergrund und so weiter.
- Schließen Sie dann die Augen und stellen Sie sich das Foto, das Sie gerade betrachtet haben, noch einmal vor Ihrem inneren Auge vor. So genau, wie es Ihnen möglich ist.

- Öffnen Sie die Augen wieder und schauen Sie das Foto erneut an, schließen Sie sie wieder und widmen Sie sich Ihrer Vorstellung davon.
- Dies können Sie so oft Sie wollen wiederholen.

Nach dieser Vorübung dürfte es Ihnen leichter fallen, sich Ihr Ruhebild vorzustellen. Handelt es sich dabei um ein reales Motiv in der Natur, können Sie auch hier damit beginnen, das Motiv abwechselnd zu betrachten und es sich mit geschlossenen Augen vorzustellen. So werden Ihre inneren Bilder deutlicher und detailreicher werden.

Impuls

Drei Orte, die Ruhebilder für mich sein können:

1. ____

2. ____

3. ____

Die Haltung der Achtsamkeit

Ursprünglich stammt die Philosophie der Achtsamkeit aus der zweieinhalbtausend Jahre alten buddhistischen Lehre Satipatthana Sutta, hat aber seit den 1970er-Jahren auch hier im Abendland Wurzeln geschlagen. Dies ist auch dem Medizinprofessor Jon Kabat-Zinn zu verdanken, der aus dieser Philosophie ein Programm zur Stressbewältigung entwickelte, das dann auch unter dem Namen MBSR (Mindfulness-Based Stress Reduction = Stressbewältigung durch Achtsamkeit) wissenschaftlich evaluiert wurde. Mittlerweile wird MBSR weltweit gelehrt, und es ist auch von den Krankenkassen anerkannt. Was hat es damit auf sich?

Achtsamkeit bedeutet, das, was im gegenwärtigen Augenblick geschieht, bewusst wahrzunehmen – und nur das. Ohne zu beurteilen, ob es gut oder schlecht ist, banal oder bedeutsam, schön oder hässlich, ob es uns jetzt oder in Zukunft etwas nützen kann oder nicht. Man versteht darunter eine offene, akzeptierende Haltung gegenüber dem, was im Moment geschieht. Dazu gehören vor allem auch die Erfahrungen der Sinne (Riechen, Schmecken, Hören, Sehen, Spüren) sowie das Erleben einer innerlichen Resonanz (Gefühle, Bilder, spontane Assoziationen).

Oft verlieren wir im Alltag das Hier und Jetzt aus den Augen, verlieren uns in dem, was gewesen ist, oder in dem, was vielleicht kommen könnte. Dabei ist die Gegenwart die einzige Zeit, die wir tatsächlich erleben und in der wir zu handeln vermögen. Wenn unsere Gedanken jedoch vorwiegend mit der Zukunft oder der Vergangenheit beschäftigt sind, ist es kaum möglich, wirklich im Augenblick präsent zu sein, weder bei kleinen noch bei großen Geschehnissen. So zieht das Leben vorbei, ohne erlebt zu werden.

Achtsamkeit hilft, unseren Alltag zu entschleunigen, Stress zu reduzieren und anstelle des inneren Lärmgebrodels aus quälenden Gedanken und Zukunftsängsten eine ruhige Gefasstheit zu entwickeln. Sie lehrt uns, immer öfter »ganz da« zu sein, statt sich in Erinnerungen oder Befürchtungen zu verlieren. Achtsamkeit trägt zur Beruhigung und Stabilisierung des Geistes bei, sodass wir uns nicht mehr von Gedankenströmen »aufgefressen« fühlen, sondern steuern können, wohin unsere Aufmerksamkeit geht.

Üben lässt sich Achtsamkeit in nahezu jedem Moment. Einfach innehalten, den Fokus voll und ganz auf das richten, was gerade passiert, und wahrnehmen, was sich tut. Wer Achtsamkeit ernsthaft und regelmäßig anwendet, kommt innerlich mehr und mehr zur Ruhe.

Besonders gut eignen sich Zeiträume, die wir damit verbringen, auf etwas zu warten. Auf den Bus, auf die U-Bahn, auf die Öffnung eines Geschäfts und so weiter. Hier bietet es sich förmlich an, Achtsamkeit zu praktizieren, statt uns sofort auf das Smartphone zu stürzen, uns von Nachrichten aller Art überfluten zu lassen und damit wieder eine Menge inneren Lärm zu erzeugen.

Für mich war es zunächst eine Herausforderung, die achtsamen Momente im Alltag nicht zu vergessen. Nachdem mir öfter erst beim Schlafengehen aufgefallen war, dass ich überhaupt nicht an Achtsamkeit gedacht hatte, sondern einfach nur durch den Tag geeilt bin, sann ich auf Abhilfe. Letztlich hat mir geholfen, die Achtsamkeit als Gewohnheit an eine andere Gewohnheit zu knüpfen. Das heißt: Immer wenn ich mir einen Kaffee aufbrühe (ganz oldschool per Hand), nehme ich das als Impuls, ganz dabei zu sein und jeden Handgriff zu zelebrieren. So übe ich ein paar Minuten Achtsamkeit, bevor ich mit meiner Arbeit weitermache. Inzwischen habe ich das ausgedehnt und auf andere Tätigkeiten übertragen, beispielsweise aufs Haarebürsten und Fensteröffnen. Dabei habe ich die Beobachtung gemacht, dass diese Momente der Achtsamkeit sich ganz allgemein auf die Haltung im Alltag übertragen. Ich fühle mich heute wesentlich seltener gestresst als früher, auch zu Zeiten, wo viel auf der Tagesagenda steht.

Dieses Vorgehen der Ausweitung wird auch von vielen Achtsamkeit-Trainingsprogrammen in ähnlicher Weise empfohlen. Die Teilnehmenden entscheiden sich dann jeweils für eine Woche für eine bestimmte Tätigkeit, die sie jedes Mal in achtsamer Haltung ausführen. Jede Woche kommt eine neue Tätigkeit hinzu, sodass die Teilnehmenden sich mit der Zeit ein ansehnliches Repertoire an achtsam durchgeführten Routinetätigkeiten erwerben. So werden immer mehr Alltagsroutinen ganz selbstverständlich in eine Übung verwandelt.

26. Übung: Einen Gegenstand voll erfassen

Diese Übung lässt sich nicht nur im Büro oder zu Hause durchführen, sondern auch unterwegs, etwa an einer Haltestelle oder im Wartezimmer.

- Wählen Sie einen beliebigen Gegenstand aus der Umgebung aus – ein Möbelstück, ein Gebäude, eine Hecke et cetera – und beginnen Sie damit, dieses Objekt so vollständig wie möglich zu erfassen.
- Wenn Sie sich beispielsweise auf ein Regal konzentrieren, treten Sie näher heran, nehmen Sie wahr, aus welchem Material es besteht, wie es verarbeitet ist, welche Farbe es hat, welchen Abstand die einzelnen Bretter voneinander haben, welche Gebrauchsspuren es aufweist, und so weiter. Stellen Sie sich vor, es quasi »abzuscannen«, alle seine Eigenheiten mit Ihren Augen aufzuzeichnen.
- Widmen Sie sich dann auch den Gegenständen, die im Regal untergebracht sind. Was befindet sich auf den einzelnen Brettern? Bücher? Ziergegenstände? DVDs? Betrachten Sie jedes der Dinge für sich, Gegenstand für Gegenstand. Nehmen Sie deren Beschaffenheit jeweils genauso achtsam wahr wie die des Regals selbst und registrieren Sie auch leere Stellen im Regal, so es sie denn gibt.
- Treten Sie dann ein paar Schritte zurück und nehmen Sie noch einmal bewusst das Regal als Ganzes in den Blick.

Impuls

Drei Ideen, wie ich mich daran erinnern kann, achtsame Momente in meinen Alltag zu integrieren:

1. ______________________________

2. ______________________________

3. ______________________________

Meditation

Denke immer daran, dass es nur eine wichtige Zeit gibt: Heute. Hier. Jetzt.

Leo Tolstoi (1828–1910),
russischer Schriftsteller

Ebenso wie Achtsamkeitsübungen eignet sich Meditation besonders gut dazu, um die Gegenwart wieder intensiver zu erleben und Stille genießen zu können. Wir fokussieren unsere Wahrnehmung ganz bewusst auf das Hier und Jetzt – und verstärken damit die Intensität des Erlebens.

Das Wort Meditation kommt aus dem Lateinischen (meditari = über etwas nachsinnen) und dieser Begriff bezeichnete im Mittelalter das tiefe Nachdenken über spirituelle oder philosophische Fragestellungen. Dieser Bedeutungsgehalt hat sich gewandelt, denn die meisten der heute praktizierten Meditationsformen haben ihren Ursprung in den spirituellen Traditionen Indiens. Meditationspraktiken sind in allen Weltreligionen bekannt – immer in den entsprechenden religiös-philosophischen Kontext eingebunden. Nur im Buddhismus steht kein persönlicher Gott im Zentrum des spirituellen Weges, sondern der achtfache Pfad, der Meditierende zur Erleuchtung geleitet.

Vor allem hier im Westen gibt es seit den 1970er-Jahren auch Ansätze einer Meditationspraxis, die sich nicht auf einen spirituellen Kontext bezieht, sondern sich an den gesundheitsfördernden Wirkungen von Meditation orientiert. Demnach verhilft Meditation nicht nur dazu, sich besser konzentrieren zu können und innerlich ruhiger und gelassener zu werden, sondern regt auch die innere Heilkraft an, Stoffwechselaktivität, Blutdruck und Pulsfrequenz sinken. Zahlreiche wissenschaftliche Studien belegen schon seit Längerem diese positive Wirkung des Meditierens auf Gesundheit und Wohlbefinden. Eine neuere Untersuchung zeigt nun, dass schon zwei Monate regelmäßiger Meditation von jeweils 20 bis

30 Minuten Dauer messbare Veränderungen in bestimmten Regionen unseres Gehirns erzeugen, jenen Regionen, die unter anderem auch für die Selbstwahrnehmung, unser Erinnerungsvermögen und auch für Empathiefähigkeit und Stressbewältigung zuständig sind.

Mittlerweile gibt es eine Fülle verschiedener Meditationsformen und -techniken: Kundalini-Meditation, Dynamische Meditation, Geh-Meditation, Achtsamkeits-Meditation, Zen-Meditation (Zazen), um nur einige zu nennen. Doch egal, für welche Form wir uns entscheiden, im Prinzip geht es stets um das Gleiche – nämlich darum, den Geist zu beruhigen und still werden zu lassen, Sorgen, Grübeleien und Befürchtungen loszulassen, um uns voll und ganz auf das pure Sein zu konzentrieren.

Besonders in Zeiten von Stress und großer innerer Anspannung mag es uns unwahrscheinlich vorkommen, einfach nur ruhig mit stillem Geist dasitzen zu können. Das Geheimnis ist einfach Übung, das konsequente Praktizieren der einen oder anderen Meditationsmethode.

Es gibt viele Möglichkeiten, Meditation zu erlernen – unter Anleitung im Meditationskurs einer Bildungseinrichtung, mittels eines Buches oder einer Lehr-CD als Selbstlernprojekt oder auch mittels einer App für Tablet oder Smartphone.

Den Einstieg sollten wir so unkompliziert wie möglich gestalten. Zum Meditieren brauchen wir nicht im Lotussitz auf dem Boden sitzen, ein Stuhl, der der Körpergröße angepasst ist, ist genauso gut. Wichtig ist, den Rücken gerade zu halten – ohne sich anzulehnen. Besondere Hilfsmittel sind nicht erforderlich. Wenn wir mit einer Meditationszeit von nur fünf Minuten starten, dann ist dies ein niederschwelliger Einstieg. Vorteilhaft dabei ist, diese fünf Minuten in den Tagesablauf fest einzubauen, sodass wir jeden Tag zur gleichen Zeit meditieren. Dies erleichtert es, uns an diese stille Zeit zu gewöhnen.

Sobald es gut klappt mit dieser täglichen Übungszeit, können wir eine Verlängerung der Meditationszeit in Angriff nehmen. Schritt für Schritt, ähnlich dem Vorgehen, das ich praktiziert hatte, um mir den täglichen Abendspaziergang anzugewöhnen. *(Siehe Seite 121, »Laaaangsam«)*

Wichtig: Nicht zu viel in kurzer Zeit erreichen wollen! Dies ist kein Wettbewerb und wir müssen niemandem etwas beweisen. Etwa alle vier Wochen eine Minute länger meditieren ist hier eine gute Empfehlung – bis wir schließlich irgendwo zwischen 20 und 30 Minuten angekommen sind, was als »ideales« Maß gilt, damit die positiven Effekte der Meditation gut wirksam werden.

Wenn wir jedoch merken, dass wir zehn Minuten noch gut in die Gestaltung unseres Tages integrieren können, längere Zeiträume jedoch aus welchem Grund auch immer schwierig werden, dann bleiben wir eben einfach bei den zehn Minuten. Bereits kurze Meditationszeiten in der Stille machen einen Unterschied, können Aufmerksamkeit und Konzentrationsvermögen deutlich stärken und uns dabei unterstützen, Abstand zu finden, gelassener zu werden und die Dinge klarer zu sehen.

Wenn wir uns regelmäßig in Meditation üben, wird es uns auch zusehends leichter fallen, im Alltag achtsam zu sein und sich aufdrängende Gedanken loszulassen. Meditieren hilft Körper, Geist und Seele dabei, wieder in Balance zu kommen.

27. Übung: Atemmeditation

Eine von der Methodik her leicht zu praktizierende Meditationsform ist die Atemmeditation.

- Nehmen Sie sich dafür fünf Minuten Zeit und stellen Sie die Weckfunktion Ihres Handys entsprechend ein. Sorgen Sie dafür, in dieser Zeit ungestört zu sein.
- Setzen Sie sich auf einen Stuhl und stellen Sie die Beine parallel auf den Boden. Legen Sie die Handflächen locker ineinander in den Schoß und achten Sie darauf, dass Ihr Rücken gerade ist. Sie können die Augen schließen oder auf den Boden vor sich schauen. Was Ihnen lieber ist.

- Entspannen Sie sich, und konzentrieren Sie sich auf Ihren Atem. Nehmen Sie wahr, wie die Luft durch Ihre Nase ein- und ausströmt und wie sich der Brustkorb bei jedem Einatmen hebt und bei jedem Ausatmen wieder senkt. Begleiten Sie den Atem mit ihrer Aufmerksamkeit, aber forcieren Sie nichts. Lassen Sie den Atem einfach kommen und gehen.
- Beobachten Sie aufmerksam, welche Teile Ihres Körpers am Atmen beteiligt sind. Nehmen Sie dabei weiterhin die rhythmischen Bewegungen des Brustkorbs wahr.
- Ab und zu werden Ihre Gedanken abschweifen und vielleicht tauchen auch immer wieder Dinge auf, die Sie derzeit beschäftigen. Nehmen Sie dies einfach nur zur Kenntnis. Beobachten Sie, wie Ihre Gedanken kommen und gehen, beschäftigen Sie sich nicht mit ihnen, verstricken Sie sich nicht in den Inhalt. Lassen Sie so alle auftauchenden Gedanken los, sobald Sie dessen gewahr werden.
- Wenn Sie keine Erfahrung darin haben, Ihrem Atem systematisch zu folgen, werden Sie wahrscheinlich zunächst ziemlich häufig abschweifen. Auch Meditierenden mit mehr Erfahrung passiert das an manchen Tagen. Das ist ganz normal. Lenken Sie dann einfach Ihre Aufmerksamkeit behutsam, aber konsequent zurück zu Ihrem Atem, ohne das Abschweifen zu bewerten oder sich darüber zu ärgern.
- Sobald das Signal ertönt, beenden Sie Ihre Atemmeditation. Recken und strecken Sie sich, nehmen Sie ein paar extra tiefe Atemzüge und erheben Sie sich langsam wieder.

Vielleicht möchten Sie auch folgende Variante ausprobieren.

- Stellen Sie sich beim Einatmen vor, dass Sie eine bestimmte Eigenschaft oder Qualität »einatmen«, die Sie im Moment für besonders wichtig halten, beispielsweise Freude, Ruhe, Harmonie, Klarheit. Beim Ausatmen lassen Sie los, was Sie momentan bedrückt oder belastet. Auch hier gilt: sich nicht Gedanken machen, sondern einfach nur spüren, wie die Vorstellung körperlich wirkt.

Impuls

Drei Ideen, was es mir erleichtern könnte, regelmäßig zu meditieren:

1. ____________________

2. ____________________

3. ____________________

Schlaf – die allnächtliche Stille

Etwa ein Drittel unseres Lebens verbringen wir im Schlaf. Währenddessen ist das Bewusstsein ausgeschaltet und wir haben nicht mehr die Kontrolle über das, was geschieht. Schlaf muss sein. Bekommen wir nicht genug davon, dann leidet auf Dauer das Wohlbefinden. Mangel an Schlaf schwächt das Immunsystem und bewirkt, dass wir uns schlapp und zerstreut fühlen. Was aber geschieht im Schlaf? Weswegen sind die Ruhestunden für Körper, Geist und Seele so wichtig?

Forschungen haben ergeben, dass sich das Gehirn im Schlaf sozusagen neu formatiert. Schlafen hält uns geistig und seelisch gesund, weil kognitive und emotionale Schaltkreise im Gehirn neu ausgerichtet werden. Während der Körper ruht, tut sich in unserem Denkorgan einiges. Neue Lernerfahrungen werden in der Nacht noch einmal wiederholt, sortiert, geordnet, mit vorhandenen Erfahrungen abgeglichen und anschließend fest im Langzeitgedächtnis gespeichert. Abfallstoffe werden ausgeschwemmt, Synapsen zurechtgestutzt, damit sie tags darauf wieder neue Reize und Erfahrungen verarbeiten können. Gedächtnisinhalte werden strukturiert, wichtige Denkfunktionen darin gefördert, Neues zu lernen und Bekanntes neu zu verbinden.

Ein unausgeschlafenes Gehirn gleicht da eher einem Sieb mit großen Löchern: Da bleibt nur wenig hängen. Um das seelische, kognitive und körperliche Wohlbefinden auf einem guten Stand zu halten und die Leistungsfähigkeit zu gewährleisten, werden circa sieben bis acht Stunden Schlaf pro Nacht empfohlen.

Einer Schlafstudie der Techniker Krankenkasse zufolge schläft jedoch jeder Zweite höchstens sechs Stunden pro Nacht, jeder Vierte noch weniger, nämlich nur vier oder fünf Stunden. Lediglich ein Drittel aller Probanden erreichte die empfohlene Schlafdauer von sieben Stunden. Mag sein, dass der eine oder die andere im Einzelfall wirklich weniger Schlaf braucht als »normale« Menschen. Die Mehrheit der Wenig-Schläfer ist jedoch einfach – aus welchen Gründen auch immer – unterschlafen. Tatsächlich sind Störungen beim Ein- oder Durchschlafen weitverbreitet. Das sollten wir nicht auf die leichte Schulter nehmen. Schon ein geringer Schlafmangel wirkt sich negativ auf die Gehirnfunktionen aus, besonders auf die Konzentrationsfähigkeit. Ständiger Schlafmangel – wie auch andauernde Schlafstörungen – beeinträchtigt alle körperlichen, geistigen und seelischen Abläufe.

Häufig wird der Schlaf nicht in erster Linie dadurch gestört, dass wir uns zu spät ins Bett begeben, sondern dadurch, dass wir innerlich nicht zur Ruhe kommen. Dementsprechend fängt der gute Schlaf nicht erst nach dem Zubettgehen an, sondern eigentlich schon viel früher am Tag. Nanu, wie das denn? Ganz einfach: Wenn wir tagsüber »durchpowern« und uns keine Pausen gönnen, wenn wir alle Wünsche, Probleme, Konflikte und Sorgen einfach nur mit Aktivität zudecken, dann tauchen sie mit großer Wahrscheinlichkeit nachts im Bett auf. Dann ist Zeit zu grübeln und alle möglichen Probleme hin- und herzuwälzen. Die tagsüber verdrängten Unannehmlichkeiten, Bedenken, unerledigten, vergessenen Dinge wollen jetzt alle bewertet und eingeordnet werden. Das Gedankenkarussell dreht sich. Der Schlaf will sich bei all dem Lärm von innen natürlich nicht einstellen.

Hier helfen oft schon kurze Auszeiten tagsüber. Sich in der Mittagspause einfach so auf die Parkbank setzen und den Vogelstimmen lauschen, nach der Arbeit eine Runde zu Fuß gehen oder im Garten herumwerkeln, sodass die Gedanken spazieren gehen können. Hierhin, dorthin, dahin. *(Siehe Seite 107, »Der 90-Minuten-Rhythmus«)*

Schlaf und Stille sind gute Kumpels. Wer schläft, ist still – außer er schnarcht –, und Schlaf entfaltet sich in der Stille. Wir schlafen dann besonders gut, wenn es um uns herum still ist. Klar, dass wir als Schlafzimmer einen möglichst ruhigen Raum wählen, einen Raum, aus dem wir unerwünschte Außenreize aussperren können.

Grundlegend für gesunden Schlaf ist es, dass unterschiedliche Schlafphasen in einem bestimmten Rhythmus aufeinanderfolgen. Das bedeutet, dass wir mal sehr tief und mal weniger tief schlafen. Man unterscheidet Einschlafphase, Leichtschlafphase, Tiefschlafphase und Traumphase. Diese Abfolge der Schlafphasen bildet den Schlafzyklus, wovon wir nachts mehrere durchlaufen. In den sich wiederholenden Zyklen gleiten wir also mehrere Male in den Tiefschlaf hinein, der unseren Körper maximal entspannt und regeneriert. Das heißt, dass der Puls, die Atemfrequenz, die Muskelspannung und der Blutdruck in dieser Schlafphase so niedrig sind wie in keiner anderen Schlafphase.

Die Traumphase oder auch REM-Phase (REM = Rapid Eye Movement) kann man sich als das Gegenteil von Tiefschlaf vorstellen – gekennzeichnet durch hohe Gehirnaktivität, angestiegenen Blutdruck, schnellen Herzschlag und hohe Atemfrequenz. Zuckende Gliedmaßen und rasche Augenbewegungen, nach denen diese Schlafphase benannt ist, sind ebenfalls typisch. Da geht es dann im Gegensatz zur Tiefschlafphase überhaupt nicht still, sondern sehr lebhaft zu. In dieser Phase verarbeiten wir Erlebtes und kleiden es in Träume. Man weiß heute, dass die raschen Augenbewegungen eng mit dem Träumen verbunden sind, dass die Augen den projizierten Bildern und Ereignissen folgen. Im Traum wird ein großes assoziatives Netz geknüpft, weswegen wir manchmal nach dem Aufwachen mit einem Male die Lösung für ein ungelöstes Problem vom Vortag parat haben. Auch wenn wir uns nicht daran erinnern, so träumen wir doch jede Nacht, die wir schlafend verbringen. Jede Tiefschlafphase wird von Traumschlafphasen unterbrochen.

Wenn etwa sechs bis acht Stunden vorüber sind, wechseln sich die Schlafphasen in immer kürzeren Abständen ab. Bevor wir aufwachen, befinden wir uns meist in einer Phase sehr leichten Schlafes.

Es gibt eine ganze Reihe von Möglichkeiten, mit denen wir erholsamen Schlaf unterstützen können. Eine der häufigsten

Ursachen für Einschlaf- und Durchschlafstörungen ist Lärmbelästigung. Das Tückische hierbei ist, dass es etliche Lärmquellen gibt, die wir nicht ausschalten können (Verkehrslärm, Flugzeuge et cetera). Hier können spezielle Schlaf-Ohrstöpsel Abhilfe schaffen. Es gibt sie in verschiedenen Ausführungen und Dämmungsgraden.

Während der Nacht sollten wir auch elektrische Geräte wie Mobiltelefon, Tablet, Fernsehgerät, Radio und so weiter ausschalten, da die elektromagnetischen Wellen den Schlaf stören können. Was tun, wenn Musik oder eine bestimmte TV-Serie zu den Einschlaf-Ritualen gehören? Dann ist es gut, wenn die entsprechenden Geräte mindestens zwei Meter vom Körper entfernt stehen.

Auch eine rückenfreundliche Matratze hilft uns dabei, zu entspannen und zur Ruhe zu kommen. Und es ist auch nicht egal, wie warm oder kühl es im Schlafzimmer ist. Die meisten von uns schlafen am besten bei einer Raumtemperatur von 16 bis 18 Grad Celsius und einer Luftfeuchtigkeit von etwa 50 Prozent. Aber das sind nur Anhaltspunkte, manche brauchen tiefere oder höhere Temperaturen, um sich nachts wohlzufühlen. Da gilt es, ein wenig zu experimentieren.

Licht aus! Dunkelheit unterstützt die Tiefschlafphase, während Licht dem Körper vermittelt, dass es Tag sei und damit Zeit für Aufwachen und Aktivität. Ein heißes Bad am Abend kann uns gut entspannen und damit das Einschlafen erleichtern. Darüber hinaus gibt es noch viele weitere Tipps, die die Wahrscheinlichkeit für einen gesunden und erholsamen Schlaf erhöhen. Insbesondere die Krankenkassen haben hier einen soliden Vorrat an Hilfestellungen, die in der Regel von wissenschaftlichen Studien gestützt sind.

28. Übung: Eine besondere Einschlaf-Methode

Wenn es Ihnen öfter schwerfällt, nachts zur Ruhe zu kommen, probieren Sie doch mal die folgende Einschlafübung, die der amerikanische Leichtathletiktrainer Bud Winter in seinem Buch »Relax and Win« empfohlen hat. Sie besteht aus zwei Phasen: zunächst den Körper entspannen und dann den Geist entspannen.

Phase 1:

- Entspannen Sie Ihre Gesichtsmuskeln, insbesondere den Kiefer, die Zunge und die Muskeln um Ihre Augen.
- Lassen Sie Ihre Schultern so tief wie möglich sinken. Entspannen Sie dann Ihre Ober- und Unterarme.
- Atmen Sie aus, entspannen Sie Ihren Oberkörper.
- Entspannen Sie Ihre Beine, erst die Oberschenkel, dann die Unterschenkel.
- Bleiben Sie entspannt und versuchen Sie noch etwa zehn Sekunden lang an nichts Bestimmtes zu denken.

Phase 2:

- Wenn Ihnen dann noch nicht die Lider schwer werden und Sie langsam wegdämmern, dann stimmen Sie sich auf ein beruhigendes mentales Bild ein. Bud Winter schlägt in seinem Buch drei Beispiele vor:

    1. Sie liegen in einem Kanu auf einem ruhigen See und blicken in den blauen Himmel.
    2. Sie liegen auf einer bequemen Samthängematte in einem stockdunklen Raum.
    3. Sie konzentrieren sich auf die Worte »Nicht denken, nicht denken …«.

Impuls

Drei Ideen, was mir helfen könnte, tief und erholsam zu schlafen:

1. ____________________

2. ____________________

3. ____________________

Loslassen

Wir haben genug Zeit, wenn wir sie nur richtig verwenden.

Johann Wolfgang von Goethe (1749–1832),
deutscher Dichter und Naturforscher

Die Fähigkeit, sich vergangenes Geschehen ins Gedächtnis zurückzurufen und die Zukunft in Gedanken vorwegzunehmen – sie auch ein Stück weit eigenständig zu planen – gehört zu den Eigenschaften, die uns als Menschen zu besonderen Lebewesen machen. Abgesehen von dem, was gerade jetzt passiert, können wir uns in Gedanken mit Dingen beschäftigen …

- die eingetreten oder die nicht eingetreten sind,
- die irgendwann schon mal vorgekommen sind, auch wenn das lange her ist,
- die unter bestimmten Voraussetzungen passieren könnten,
- die möglicherweise niemals eintreten werden.

Loszulassen und dadurch innere Stille zu erleben, fällt manchmal schwer. Vor allem dann, wenn der Hang stark ausgeprägt ist, möglichst alles im Leben unter Kontrolle zu haben, wenn wir unrealistische, perfektionistische Erwartungen an uns selbst stellen – gleichgültig, ob wir dies aus eigenem Antrieb tun oder uns von anderen dazu getrieben fühlen. Festhalten ist nichts an sich Schlechtes und Loslassen ist nicht automatisch etwas Gutes. Und es ist auch kein Selbstzweck. Beim Loslassen geht es nicht darum, generellen Verzicht üben zu müssen und sich jeglichen Genuss zu versagen, um künftig ein »edles«, karges, entbehrungsreiches Leben zu führen. Vielmehr dient es dazu, uns zu entlasten – vorrangig von Gedanken und Gewohnheiten, die uns nicht guttun, die nicht wirklich zu uns gehören, die nur eine Menge »Lärm« in uns entfachen, die dazu führen können, ein Leben in permanenter Sprungbereitschaft und Anspannung zu führen, weil einfach immer irgendein Anspruch da ist, dem genügt werden muss. *(Siehe Seite 49, »Und ewig grüßt der Wettbewerb«)*

Loslassen hat auch nichts mit bloßem Aufgeben zu tun. Aufgeben allein birgt keine Entwicklungschancen in sich, sondern verleitet eher dazu, sich als Opfer der Umstände zu sehen … machtlos, wehrlos, chancenlos. Diese Haltung liegt dem Loslassen völlig fern. Es hat nichts mit Selbstmitleid, Selbstkasteiung oder Selbstverleugnung zu tun, ganz im Gegenteil: Wir lassen etwas los, um die Hände dafür frei zu haben, Bereiche unseres Lebens so umzugestalten, dass sie uns ein Plus an Erfüllung und Zufriedenheit bringen.

Loslassen heißt, sich bewusst zu lösen, sich zu öffnen und neugierig darauf zu sein, was aus einem Minus an Action und einem Plus an Stille und Gelassenheit entstehen wird. Dies braucht oft auch Mut, denn es ist keineswegs sicher, dass das, was dann kommt, »mehr« oder »besser« ist als das, wovon man sich verabschiedet hat.

29. Übung: Bilanz ziehen

Um sich mehr Klarheit darüber zu verschaffen, ob Sie ein bestimmtes Ziel weiterverfolgen oder einen gewohnten Weg weitergehen wollen, lohnt es sich, Bilanz zu ziehen. Dazu brauchen Sie Stift und Papier, können aber natürlich auch Ihr Notizheft nutzen.

Zeichnen Sie zunächst eine Tabelle mit vier Spalten.

- In die erste Spalte schreiben Sie einen Anspruch oder eine Anforderung an sich selbst, die Ihnen viel Zeit und Energie abverlangt.
- In der zweiten Spalte erfassen Sie so genau wie möglich den Aufwand, der dafür zu leisten ist.
- In der dritten Spalte beschreiben Sie anschaulich die Vorteile, die Sie bisher davon gehabt haben, diesem Anspruch oder dieser Anforderung gerecht zu werden.
- Die vierte Spalte nutzen Sie dafür, zu beschreiben, welche Konsequenzen ein »Weiter-so« für Sie haben würde.

Dann legen Sie das Blatt beiseite und zeichnen Sie eine zweite Tabelle, diesmal eine mit zwei Spalten. Fragen Sie sich, was es bedeuten würde, sich von diesem Anspruch zu befreien. In einer der beiden Spalten notieren Sie die Vorteile, in der anderen die Nachteile. Lassen Sie sich Zeit und tragen Sie jeden neuen Aspekt, der auftaucht, ein. Seien Sie dabei ganz ehrlich zu sich selbst.

- Welcher Nutzen könnte entstehen? Was wäre Ihnen möglich zu tun, wenn Sie den Anspruch losließen?
- Welchen Schaden oder welche Nachteile befürchten Sie andererseits?

Schauen Sie sich am Ende die beiden Blätter an. Spricht mehr dafür oder mehr dagegen, den Anspruch loszulassen? Fühlen Sie sich rein intuitiv mehr zum Pro oder mehr zum Kontra hingezogen? Wenn mehr dafürspricht (inklusive Ihrer intuitiven Einschätzung), geht's jetzt darum, in diesem Sinne möglichst zeitnah aktiv zu werden. Wenn mehr dagegenspricht, gilt es, (zunächst) festzuhalten, denn die Zeit ist noch nicht reif oder die Vorteile des Festhaltens sind wesentlich stärker ausgeprägt als die, die ein Loslassen für Sie hätte.

Impuls

Drei Ansprüche oder Anforderungen an mich selbst, die ich einmal mit der Übung »Bilanz ziehen« auf den Prüfstand stellen möchte:

1. ______________________________

2. ______________________________

3. ______________________________

Abstand gewinnen

Wohl jeder von uns hat erlebt, ungerecht, beleidigend oder verletzend behandelt zu werden, hat Worte, Gesten oder Verhaltensweisen anderer als unangemessen und kränkend empfunden. Manche dieser Erlebnisse sind schnell vergessen, an anderen aber halten wir innerlich fest, oft für lange Zeit. Alter Groll gerinnt zu Geschichten, die wir uns immer wieder selbst oder auch anderen erzählen. Je öfter wir uns diese Geschichten erzählen, desto mehr halten wir damit »das Feuer weiter am Lodern«. Oft handelt es sich dabei um Geschehnisse …

- an denen wir im Nachhinein nichts mehr ändern können,
- die wir eigentlich gerne hinter uns ließen, weil wir spüren, dass uns diese sich immer wieder von Neuem drehenden Erinnerungsschleifen nicht guttun.

Die Ursachen für dauerhaft bittere Gefühle können ganz unterschiedlich sein. Vielleicht gab es Belastendes in der Kindheit oder andere ungünstige Lebensumstände, vielleicht auch eine gescheiterte Beziehung oder die Folgen falscher oder vorschneller Entscheidungen, Verluste, Scheitern. Vielleicht empfinden wir uns als Opfer, weil uns die Umstände, das Schicksal oder andere Menschen übel mitgespielt haben.

Das Gefühl, Opfer zu sein, ist vielen Menschen sehr vertraut. Es führt dazu, vorsichtig zu sein, sich in Acht zu nehmen und immer wieder an schlimme Erlebnisse zurückzudenken. Natürlich ist der Blick zurück bedeutsam, um Muster und Zusammenhänge zu erkennen, die auf der Grundlage des Opfer-Gefühls entstanden sind. Wir dürfen es uns ruhig erlauben, Mitgefühl mit uns zu haben, wenn es in der Vergangenheit schwierig für uns war, mit Belastungen zurechtzukommen. All das ist okay und wichtig, solange wir nicht dabei stehen bleiben.

Mittel- und langfristig geht es darum, das Gestern ziehen zu lassen und im Heute zu leben, und darum, heute gut für uns selbst zu sorgen, damit es uns auch morgen noch gut geht. Wir haben es in weiten Teilen selbst in der Hand, ob wir weiter am Vergangenen leiden oder ob wir ein selbstbestimmtes Leben führen wollen. *(Siehe Seite 99, »Selbstsorge«)*

Der erste Schritt dazu ist, nicht weiter die leidvollen Auswirkungen bestimmter Erlebnisse zu betrachten, sondern einen Blick auf die Edelsteine zu werfen, die in diesen Erfahrungen verborgen sind. Wir haben aus alledem, was wir erlebt haben, etwas gelernt. Wir sind gefordert, vielleicht auch über-fordert worden, und neben dem Leiden daran haben wir genau deswegen auch bestimmte Stärken und Fähigkeiten entwickelt. Auf diese Stärken und Fähigkeiten sollten wir unseren Blick richten, statt noch länger darüber nachzudenken, was andere uns Übles angetan haben. Wir entziehen uns mit dem Festhalten an diesen alten Geschehnissen selbst viel Kraft und geben jenen, von denen wir uns verletzt fühlen, viel Macht über uns. Wenn wir gedanklich an den Verletzungen von damals festhalten und die entsprechenden Gefühle wieder und wieder abrufen und durchleben, führen wir dem Belastenden damit auch unermüdlich neue Energie zu.

Diese sich immer wiederholenden Gedankenschleifen können wir durchbrechen, indem wir beschließen, das, was war, loszulassen und Frieden mit dem Gewesenen zu schließen. Dazu gehört, dass wir der Person oder den Personen, durch die wir verletzt worden sind, vergeben.

Vergebung bedeutet nicht, gutzuheißen, was diese andere Person uns angetan hat, und bedeutet auch nicht, Schwäche zu zeigen. Ganz im Gegenteil: Vergeben ist ein Ausdruck von Stärke. An altem Groll festzuhalten ist viel, viel einfacher.

Denjenigen, die uns Unrecht zugefügt haben, innerlich Amnestie zu gewähren, nutzt in erster Linie uns selbst. Es nutzt unserem Wohlbefinden, unserer Gesundheit und unserem Seelenfrieden, da alle unsere Gedanken und Gefühle stets auch auf körperliche Abläufe einwirken und sogar die Körperzellen beeinflussen. Mit Vergebung tun wir uns etwas Gutes. Indem wir beginnen, anderen – und auch uns selbst – zu vergeben, initiieren wir einen Heilungsprozess, durch den sich alte Wunden schließen können.

Hilfreich beim Loslassen alter Verletzungen sind Rituale, mit denen wir ein bewusstes Loslösen und Schlussstrichziehen versinnbildlichen können. Es ist gut, wenn wir im Falle erlittener Zurückweisungen oder erlittenen Unrechts nicht gerade mit dem schwierigsten Fall beginnen, sondern zunächst mit leichteren Kränkungen »üben«. Nachfolgende Übung ist ein Beispiel dafür, wie so eine Versinnbildlichung aussehen könnte.

30. Übung: Sich verabschieden

Wenn die Person, die Ihnen unrecht getan, Sie verletzt oder gekränkt hat – aus welchem Grund auch immer – für Sie nicht mehr ansprechbar ist, schreiben Sie ihr einen fiktiven Brief.

- Nehmen Sie sich genügend Zeit. Sie können den Brief auch in mehreren Etappen schreiben.
- Drücken Sie das, was Sie bewegt, deutlich aus, doch überlegen Sie auch, was Sie aus dem Geschehenen gelernt haben und wie Ihnen dies hier und heute nützlich sein kann.
- Formulieren Sie Dankesworte für das, was Sie haben lernen dürfen.
- Wichtig ist, erst dann zu enden, wenn Sie sich alles Bedrückende von der Seele geschrieben haben und Sie innerlich so weit sind, einen Schlussstrich zu ziehen und zu vergeben.
- Wenn der Brief Ihnen stimmig erscheint, stecken Sie ihn in einen Umschlag und schreiben Sie Ihren Namen (eventuell als Initialen) und den Namen der betreffenden Person (ebenfalls eventuell als Initialen) darauf.
- Suchen Sie nach einer Möglichkeit, den Brief symbolisch »abzuschicken«, indem Sie ihn beispielsweise in Flammen aufgehen oder von den Wellen eines Flusses davontragen lassen.

- Wichtig bei dieser Zeremonie ist, dass Sie in Gedanken ganz dabei sind und, wenn Sie sich gelöst haben, zu sich selbst so etwas sagen wie »Es darf vorbei sein«.
- Wann immer künftig die Gedanken an die Person wiederauftauchen wollen, sagen Sie diesen Satz »Es darf vorbei sein« – und erinnern sich gleichzeitig an die Abschiedszeremonie.

Impuls

Drei schmerzhafte Geschehnisse, von denen ich mich gerne verabschieden möchte:

1. ______________________________

2. ______________________________

3. ______________________________

ORTE DER STILLE

Den Rhythmen der Natur folgen

Seit Urzeiten schon vollzieht sich alles Leben in Kreisläufen. Entstehen – Werden – Vergehen – Verharren in der Stille. Knospen – Blühen – Welken – Versinken. Der Mondzyklus und die Gezeiten. All das folgt stetig aufeinander, wieder und wieder.

Studien an Mensch, Tier und Pflanze belegen, dass die Existenz allen Lebens unmittelbar bestimmt wird von Erdkräften wie der Luftelektrizität, dem Schwanken des Luftdrucks und dem Schwerefeld der Erde. Auf diese Erdkräfte wiederum wirken kosmische Kräfte ein: die Mondphasen, das Stärker- und Schwächerwerden des Magnetfelds, das die Erde umgibt, die Gammastrahlen, Röntgenstrahlen, kosmischen Strahlen, die Einfluss nehmen auf unsere Erdatmosphäre.

Die Natur zeigt uns, dass das Leben von vielfältigen Rhythmen geprägt ist. Zyklen wie Tag und Nacht oder die Jahreszeiten entstehen seit jeher durch die bestimmte Konstellation von Sonne, Mond und Erde. Dies strukturiert das Leben von Menschen, Tieren und Pflanzen. Zudem haben alle Lebensformen auch noch die ihnen eigenen Rhythmen – egal, ob es sich dabei um einen Puma, eine Herbstzeitlose oder einen Menschen handelt.

Diese Rhythmen haben schon unseren Ur-Ur-Ahnen dabei geholfen, sich zu orientieren und sich in der Welt zu Hause zu fühlen. An Rhythmen und Zyklen der Natur sind wir so gewöhnt, dass wir sie wie die Luft, die wir atmen, das Wasser, das wir trinken, den Wind, der ums Haus streicht, und die feste Erde unter unseren Füßen normalerweise einfach so hinnehmen, ohne uns darüber Gedanken zu machen. Unsere Vorfahren, die noch weit naturverbundener waren als wir heute, haben die natürlichen Rhythmen viel intensiver erlebt. In neuerer Zeit jedoch findet eine Art Rückbesinnung statt, jene Kräfte wertzuschätzen, die Grundlagen unseres Seins auf der Erde sind. Die natürlichen

Rhythmen, die Veränderung und Beständigkeit zugleich sind, geraten neu in den Fokus der Aufmerksamkeit.

Der Frühling als die Zeit des Aufbruchs, der Sommer als die Zeit der Entfaltung, der Herbst als die Zeit der Fülle und der Winter als die Zeit der Ruhe: Erscheinungsformen, die im steten Wandel begriffen sind und sich doch wieder und wieder manifestieren, unabhängig davon, was in unserer Welt des künstlichen Lichts, des überbordenden Lärms, des »Zeit-Sparens«, der vielfältigen Konsum-Diktate und der unentwegten Beschleunigung gerade »angesagt« ist.

Wir können viel Kraft daraus ziehen, uns wieder auf die natürlichen Rhythmen des Lebens zu besinnen. Hier gibt es kein Immer-mehr, Immer-lauter, Immer-größer, Immer-schneller. Das Leben funktioniert in Kreisläufen, nicht in Supersprints zu immer neuen Rekorden.

Gerade am Beispiel der Jahreszeiten wird deutlich, dass sich Aktivität und Passivität, Engagement und Ruhe stetig abwechseln müssen, damit das Leben fortbestehen kann. Auch wir Menschen als Teil der Natur tragen diese Rhythmen in uns. Jeder von uns folgt seinem individuellen Biorhythmus, und auch der weibliche Menstruationszyklus hat seine eigenen Regeln.

Laut der »Biophilie-Theorie« des Evolutionsbiologen Edward O. Wilson ist die emotionale Verbindung zur Natur uns allen angeboren, ist Teil unserer genetischen Ausstattung: Die »Biophilie« – die Liebe zur Natur – haben unsere Vor-Vor-Vorfahren im Laufe der Evolutionsgeschichte erlangt, da jene Menschen, die ihre natürliche Umgebung aufmerksam erfassen und sich ihrem Rhythmen flexibel anpassen, einen größeren Überlebensvorteil haben.

Die Regelmäßigkeit, die den natürlichen Rhythmen zugrunde liegt, gibt uns Sicherheit. Wir können darauf vertrauen, dass wir, wenn wir heute Abend schlafen gehen, morgen einen neuen Tag begrüßen können. Wir wissen, dass auch der eisigste Winter ein Ende hat und uns dann der Frühling beglückt – mit Wärme, Vogelgezwitscher und blühenden Bäumen.

Wenn wir uns sicher fühlen, wird der Parasympathikus, ein wichtiger Teil des vegetativen Nervensystems, stimuliert. Die Folge ist, dass wir uns entspannen. Mit einem Spaziergang in einem Park oder in freier Landschaft können wir Anspannung besonders gut loslassen und Augenblicke der Ruhe erleben. Frische, sauerstoffreiche Luft, das Zwitschern der Vögel, der Duft der Sträucher, Stauden und Blumen besänftigen fast automatisch jeglichen Lärm von innen – vor allem dann, wenn unser Weg an Wasser vorbeiführt, an einem Bach, Fluss oder See. Auch dies ist etwas, was uns innewohnt: Mit Wasser verbanden Menschen zu allen Zeiten die Vorstellung von Leben und Lebendigkeit. Ohne Wasser keine menschliche Zivilisation.

Die Rhythmen, die unterschwellig auf uns einwirken, sind vielfältig. Daher ist klar, dass auch nicht ein Tag wie der andere sein kann. Je nachdem, wie die Rhythmen sich gerade gegenseitig ergänzen, verstärken oder ausgleichen, kann es beispielsweise Tage mit sehr hoher Leistungsfähigkeit geben oder eben Tage, an denen uns alles langsamer und zäher von der Hand geht. Indem wir uns der natürlichen Rhythmen wieder bewusst werden und unseren Lebensstil, so gut es uns möglich ist, anpassen, tun wir viel dafür, unsere innere Balance neu zu stärken.

Der Wechsel zwischen Tag und Nacht prägt den Stoffwechsel und gibt Aktivitäts- und Ruhezeiten vor. Die Zeit der höchsten Leistungsfähigkeit liegt vormittags, während ab der Mittagszeit bis zum frühen Nachmittag körperliche und mentale Fitness abfallen – die richtige Zeit für Stille, Siesta, Erholung. Am Nachmittag steigt dann die Leistungskurve wieder an, bevor sich schließlich im Laufe des Abends Körper und Geist auf die nächtliche Ruhezeit einstellen. Wobei natürlich auch noch zu berücksichtigen ist, ob man eher zu den »Lerchen« gehört, deren Stoffwechsel morgens früher in die Gänge kommt, oder zu den »Eulen«, die da eine größere Anlaufzeit brauchen, aber dafür abends länger im Aktiv-Modus sind. Dies sind die großen Bögen, in denen sich unser Aktiv-Passiv-Wechsel vollzieht. Im Kleinen spielen da natürlich auch noch die 90-Minuten-Rhythmen zwischen Aktivität und Entspannung mit. *(Siehe Seite 105, »Pausen im eigenen Rhytmus«)*

Heute lassen wir viele dieser natürlichen Rhythmen außer Acht. So bestimmt der Wecker und nicht der Sonnenstand, wann für uns der Tag anfängt – und um dem noch eine weitere Entfremdung vom natürlichen Rhythmus hinzuzufügen, wird die Zeitmessung zweimal im Jahr umgestellt. In früheren Zeiten, als das Verhältnis zwischen Mensch und Natur noch wesentlich enger war, war es der Sonnenaufgang, der signalisierte, dass nun die Nacht endet und der Tag beginnt.

Nicht zuletzt haben auch die Erfahrungen während der Corona-Krise zu einer Rückbesinnung auf unsere Lebensgrundlagen beigetragen. Menschen begannen, sich wieder stärker an ihren Bedürfnissen statt an äußeren Zwängen auszurichten. Freie Zeit, gepaart mit Kontaktbeschränkungen führten dazu, dass viele hinaus in die Natur strömten. Oft war es wohl auch die Flucht davor, dass einem in der Isolation die Decke auf den Kopf fallen könnte. Zudem konnten Kino, Restaurant und Co. nicht wie sonst für Abwechslung und Zerstreuung sorgen. Auch sie waren vom Lockdown betroffen. In den darauffolgenden Wochen wandelte sich der Notnagel zu einem Event ganz eigener Art: Draußen zu sein, im Grünen spazieren zu gehen, wurde zum Wert an sich. Ich erinnere mich noch gut, wie erstaunt ich war, bei meinen täglichen Abendspaziergängen, die ich mir vor etwa fünf Jahren angewöhnt hatte, auf einmal relativ viele Menschen zu sehen, die mir entgegenkamen oder mich überholten – nicht zusammen, sondern alleine oder zu zweit, die schweigend oder in gedämpfter Unterhaltung die Natur genossen. Andere sah ich in ihren Gärten oder auf ihren Terrassen oder Balkonen. Der Umgang mit Pflanzen, speziell die Anzucht von Kräutern, wurde auf einmal sehr beliebt. Im Internet häuften sich in speziellen Natur-, Wander- und Gartenportalen die Anfragen. Man holte sich Rat, wie mit bestimmten Blumen, Sträuchern und Kräutern umzugehen sei, und erkundigte sich nach besonders schönen Routen für Spaziergänge und Wanderungen. Das Leben in der Natur und mit der Natur wurde von vielen wie eine Art Heimkehr erlebt.

Wie in mehreren Studien dokumentiert wurde, führen bereits 20 bis 30 Minuten in natürlichen Umgebungen, beispielsweise in Parkanlagen, auf Feldwegen oder im Wald, dazu, dass sich die Stimmung, die Konzentration, die Kreativität und physiologische Marker für Stress wie Blutdruck und Herzfrequenz positiv verändern.

Viele Wissenschaftler sind mittlerweile zu dem Schluss gekommen, dass besonders der Aspekt des Sicherheitsgefühls dazu beiträgt, sich in der Natur gut entspannen zu können. Die Natur bietet uns auf eine sanfte, unaufdringliche Art vielfältige, sinnlich ansprechende Reize: harmonische Farbkompositionen, vielfältige Düfte, leise, gleichmäßige Geräusche wie das Rascheln von Blättern, das *Tok-Tok-Tok* eines Spechts oder das Rauschen eines Baches. Solche sanften, gleichförmigen Reize entspannen unser Nervensystem, da keine ständige Wachsamkeit erforderlich ist. Sie signalisieren unserem Gehirn »keine Gefahr«, also »Sicherheit« – so lösen sich Spannungen, Körper und Geist können loslassen.

In der Natur zu sein hilft uns dabei, uns glücklicher und entspannter zu fühlen und die Auswirkungen von körperlichem und psychischem Stress zu vermindern. Dieses Phänomen wird auch mit der »Aufmerksamkeits-Erholungs-Theorie« (Attention Restoration Theory) beschrieben: Laut Umweltpsychologen ist ein – wenn auch nur kurzer – Aufenthalt in der Natur am besten geeignet, ein abgeflautes Konzentrationsvermögen wieder aufzufrischen. Ein Park um die Ecke oder ein schöner Garten können schon ausreichen. Entscheidend dabei ist, das, was uns begegnet, bewusst wahrzunehmen. Wenn wir uns täglich Zeit nehmen, um in die Natur zu gehen – und seien es auch nur fünf bis zehn Minuten –, dann tun wir etwas für unser Wohlbefinden und stärken unser Immunsystem. Und das, indem wir einfach nur Bäume, Sträucher, Blumen und Gräser oder auch Tiere beobachten und den Blick aufmerksam schweifen lassen.

Draußen in der Natur lässt sich Stille gut erfahren. Schweigend einen Fuß vor den anderen setzen, die frische Luft genießen und dabei mit jedem Schritt ein wenig mehr bei uns selbst ankommen und die gewohnten Alltagsgedanken loslassen. Dies macht frei für das, was unsere Sinne erspüren. Der Lärm im Inneren wird leiser und wir öffnen uns für die Beschaffenheit und die Besonderheiten unserer Umgebung. Irgendwann haben wir unseren Rhythmus gefunden und gehen wie von selbst – leicht, mühelos, mit der uns eigenen Geschwindigkeit. Langsam oder schnell, behände oder bedächtig, je nachdem, welche Gangart uns gerade entspricht. Wir sind ganz im Jetzt und das Gestern und das Morgen machen sich auf leisen Sohlen davon.

31. Übung: Natur-Erleben mit allen Sinnen

Nehmen Sie sich eine halbe Stunde Zeit und unternehmen Sie einen Spaziergang draußen in der Natur. Stellen Sie sich vor, dass Sie alles, was Sie derzeit beruflich oder privat beschäftigt, mit jedem Schritt weiter hinter sich zurücklassen. Während Sie auf diese Weise Schritt für Schritt vorangehen – in einen Park hinein, über eine Wiese, einen Feldrain, einen Bachlauf oder einen Waldweg entlang –, lassen Sie Ihren Blick offen und aufmerksam über Ihre Umgebung wandern. Spüren Sie den Boden unter Ihren Füßen und lassen Sie Ihre Augen immer mal wieder zum Horizont und in die Unendlichkeit des Himmels schweifen. Spüren Sie, wie Ihr Atem ganz natürlich ein- und ausströmt.

Nehmen Sie wahr, dass Sie im Hier und Jetzt existieren, dass Sie ein Teil des Lebens unter dem Himmel sind, wie auch die Wiesen und Felder, die Bäume und die Blumen, das Wasser, die Vögel und auch das Reh, das vielleicht gerade durch das wogende Gras springt. Nehmen Sie wahr, was Sie sehen und hören, was Sie spüren, riechen und vielleicht auch schmecken. Nehmen Sie auch Ihre Gedanken wahr – und lassen Sie sie vorüberziehen, verharren Sie bei keinem davon.

Dann beenden Sie Ihren kleinen Ausflug und kehren wieder zurück, ebenfalls ganz »bei sich« und mit offenem und aufmerksamem Blick auf Ihre Umgebung. Ein solches Innehalten, bei dem Sie über nichts nachdenken, sondern einfach nur den Augenblick mit allen Sinnen erleben, stärkt Ihr Wohlbefinden. Wenn Sie sich diese kleinen Ausflüge hinaus in die Natur zur Gewohnheit machen, dann lässt Sie dies auch in ganz alltäglichen Situationen am Arbeitsplatz oder zu Hause besonnener und gelassener mit Belastungen umgehen.

Impuls

Drei Ideen, wie ich mich häufiger draußen in der Natur aufhalten könnte:

1. ____________________

2. ____________________

3. ____________________

Die Ruhe des Waldes

Glaube mir, denn ich habe es erfahren. Du wirst viel mehr in den Wäldern finden als in den Büchern. Bäume und Steine werden dich lehren, was du von keinem Lehrmeister hörst.

Bernhard von Clairvaux (um 1090–1193),
Kirchenlehrer und frühscholastischer Mystiker

Unser Wald ist weit mehr als nur eine Ansammlung von Bäumen. Er ist ein eigener Organismus, eine eigene grüne Welt, Sehnsuchtsort wie auch Ruhepol und symbolträchtiger Schauplatz vieler Mythen und Märchen – gerade hier in Deutschland. Schließlich ist etwa ein Drittel der Fläche unseres Landes von Wald bedeckt. In früheren Zeiten war dieser Anteil noch wesentlich größer, damals gehörte der Wald ganz selbstverständlich zur alltäglichen Lebenswirklichkeit der Menschen. So tritt auch in etlichen deutschen Märchen der Wald als hauptsächlicher Handlungsort auf. Rotkäppchen, Hänsel und Gretel oder auch Schneewittchen sind hier zu Hause.

Ich bin in einem Ort aufgewachsen, der rundherum von dichtem Fichtenwald umgeben ist. Unweit unseres Hauses war schon der Waldrand, und so war es nur natürlich, dass ich viel zwischen den Bäumen spielte, dort kleine Verschläge aus abgestorbenen Zweigen baute und viele Erkundungsgänge unternahm. Ich liebte den Wald und verbrachte lange Stunden dort. Wenn mich heute jemand fragt, was mir zum Wort »Heimat« einfällt, dann fällt mir ganz automatisch »Wald« ein, und ich sehe eine bestimmte Lichtung vor mir, wo viele Brombeeren wuchsen und man, wenn man Glück hatte, in der Dämmerung Hasen oder auch Rehen begegnen konnte. Im Wald fühlte ich mich immer wohl, geborgen und sicher.

Und doch geriet das frühe Wald-Erleben dann für Jahrzehnte in Vergessenheit. Aus der kleinen Dörflerin war eine Städterin geworden und im Vordergrund stand, meinen Platz im (Erwerbs-)

Leben zu finden und eine Familie zu gründen. Es ging um Jobs, Einkommen und Karriere. In den Wald kam ich nur ganz sporadisch, etwa im Herbst zum Pilzesammeln.

Vor ein paar Jahren jedoch habe ich meine Wald-Liebe wiederentdeckt. Seither durchstreife ich die Wälder in und um Berlin und bin ganz ähnlich begeistert, wie ich es als Kind war. Inzwischen weiß ich natürlich sehr viel mehr über Bäume und Waldbewohner und wie stark unser Wohl und Wehe von intakten Wäldern abhängt.

Wälder sind der Heimatort vieler Pflanzen und Tiere. Sie haben viele wichtige Funktionen und vermögen es sogar, der Klimakrise entgegenzuwirken. Wälder unterscheiden sich deutlich von anderen grünen Umgebungen wie Parks, Gärten oder Wiesen. Wälder sind urwüchsiger, vielfältiger und in ihrer Ausdehnung nicht überschaubar. Sie sind ehrfurchtgebietend durch die Höhe der Bäume, das dichte Geflecht von Zweigen, Blättern und Nadeln, durch den Umfang mächtiger alter Stämme und Äste. Wenn die Sonne durch die Zweige scheint und ein leichter Wind weht, gibt es zauberhafte Licht- und Schattenspiele.

Doch was macht den Wald zu einem ganz besonderen Ort der Stille? Hat es damit zu tun, dass das sanfte Rauschen der Blätter im Wind leiser ist als das Ticken eines Weckers? Oder ist es das satte Grün in seinen unzähligen Schattierungen?

Zahlreiche Untersuchungen in neuerer Zeit belegen, was eigentlich schon seit Jahrtausenden im kollektiven Bewusstsein verankert ist: Der stille, dunkle Wald vermittelt Ruhe, Heilkraft, Harmonie, inneren Frieden. Beispielsweise haben Wissenschaftler von der Universität Wien herausgefunden, dass der Wald die physische ebenso wie die psychische Gesundheit stärkt: Wenn wir im Wald spazieren gehen, schlägt das Herz messbar ruhiger, der Blutdruck sinkt, die Muskeln entspannen sich. Der Wald schafft Inseln der Stille in hektischen Zeiten. Hier finden wir zurück zu unseren Wurzeln, hier erfahren wir uns als geerdet und können Belastendes loslassen. Ein Waldspaziergang tut Körper und Seele gut. Schon ein kurzer Aufenthalt in der Welt der Bäume, Farne und Moose senkt das Stresslevel, fördert das Selbstwertgefühl und stärkt sogar das Immunsystem.

Interessant ist auch, dass Waldluft 90 Prozent weniger Staubteilchen enthält als Stadtluft und insofern Balsam für unsere Atemwege ist. Die Art und Weise, wie sich die Düfte von Harzen, Farnen, Blumen, Pilzen und Moos harmonisch miteinander mischen, erzeugt das typische Wald-Aroma, was uns ein angenehmes Gefühl von Frische und Harmonie vermittelt. Zudem enthält die Luft auch Stoffe, die heilsam für unseren Organismus sein können. Als medizinisch besonders wirksam gelten die Terpenoide, die Nadelbäume wie etwa Tannen, Fichten und Kiefern verströmen. Japanische Waldforscher gehen davon aus, dass die Duftstoffe, die Bäume aussenden, eine wohltuende, entspannende Wirkung auf Körper und Geist haben. Diese Terpenoide werden beim Spaziergang durch den Wald über unsere Haut oder auch über die Atmung aufgenommen und gelangen so in den Blutkreislauf.

Der Wald hat eine ganz besondere Art von Stille. Eigentlich ist dort immer etwas zu hören: das Rascheln der Blätter, das leise Knarren von Ästen und Zweigen, die sich berühren und im Luftzug schwingen. Vogelstimmen sind zu hören, summende Insekten, das Trappeln kleiner Tiere. Und mitsamt all dieser Geräusche herrscht der Eindruck von Stille vor.

In den 1980er-Jahren wurde in Japan das »Shinrin-yoku« entwickelt, das »Baden im Wald«. Als ein wichtiger Faktor für eine gesunde Lebensweise wurde es in das staatliche Gesundheitssystem integriert. Auch viele der Untersuchungen, die das Thema »Wald und Gesundheit« zum Inhalt haben, kommen aus Japan, da »forest medicine« dort seit 2012 an den Universitäten als ein eigener Forschungszweig anerkannt ist. Japans bekanntester Waldmediziner, Yoshifumi Miyazaki, fand in seinen Studien heraus, dass sogar das stille Betrachten von Fotos von Wäldern den Stresshormonspiegel senkt. Aber auch in Europa, den USA und Australien sind in den letzten Jahren die gesundheitlichen Vorteile, die Aufenthalte im Wald mit sich bringen, zum Gegenstand wissenschaftlicher Studien und anderer Publikationen geworden.

Hier in Deutschland gibt es mittlerweile viele Möglichkeiten, angeleitete Waldspaziergänge zu machen. Speziell ausgebildete Waldtherapeutinnen begleiten Menschen dabei, in der Stille des Waldes innerlich zur Ruhe zu kommen und achtsam neue Erfahrungen zu machen.

Natürlich bietet nicht allein die Natur Gelegenheit, Stille zu erfahren. Stille können wir auch in Lesesälen öffentlicher Bibliotheken und in manchen Museen und Ausstellungsräumen erleben. Ebenso in Kirchen, Kapellen und Klöstern und an speziell für Stille geschaffenen Orten, von denen noch die Rede sein wird.

32. Übung: Energie schöpfen und die eigenen Wurzeln spüren

Nehmen Sie sich genügend Zeit, um in den Wald zu gehen, sich dort (mindestens) eine Viertelstunde aufzuhalten und wieder zurückzukehren. Suchen Sie sich im Wald Ihrer Wahl einen angenehmen Platz, wo Sie fest und sicher stehen können. Stellen Sie sich entspannt aufrecht hin und schließen Sie die Augen.

Beobachten Sie aufmerksam das Ein- und Ausströmen Ihres Atems. Nehmen Sie ganz bewusst wahr, wie auf jedes Einatmen ganz natürlich das Ausatmen folgt. Folgen Sie Ihren Atemzügen, ohne Einfluss zu nehmen.

Stellen Sie sich dann vor, Sie seien ein Baum, der sich mit jedem Atemzug tiefer im Boden verwurzelt, und wie Sie mit dem Einatmen aus der Sie umgebenden Luft die Energie wertvoller Terpene aufnehmen. Beim Ausatmen spüren Sie wieder, wie Ihre Wurzeln sich tiefer in den Boden versenken, beim Einatmen genießen Sie die einströmende Energie.

Verweilen Sie in dieser Form des Atmens so lange, wie es Ihnen guttut, und kommen Sie dann langsam wieder zurück. Spüren Sie die neu gewonnene Energie, und öffnen Sie dann langsam die Augen.

Impuls

Wo kann ich bewusste und achtsame Waldspaziergänge machen? Welche drei Wälder, zu denen ich leicht gehen/fahren kann, fallen mir ein?

1. ______________________________

2. ______________________________

3. ______________________________

Kirchen und Klöster

Wenn alles still ist, geschieht am meisten.

Felix Timmermanns (1886–1947),
flämischer Schriftsteller und Maler

Wenn wir außerhalb eines Gottesdienstes eine Kirche betreten, können wir das aus ganz unterschiedlichen Gründen tun. Vielleicht haben wir im Reiseführer gelesen, dass diese Kirche architektonische Besonderheiten aufweist oder einen kunsthistorisch interessanten Schatz birgt. Vielleicht suchen wir aber auch einen Platz für ein stilles Gebet oder wollen einfach die Stille und die harmonische Atmosphäre des Raums erleben. Das Bedürfnis, innerlich zur Ruhe zu kommen, die Sehnsucht nach Stille und Geborgenheit scheint in den letzten Jahren in dem Maße gewachsen zu sein, wie in der Welt Lärm und unentwegte Beschleunigung zugenommen haben. Hinter dem Bedürfnis nach Ruhe steckt oft auch die Suche nach Antworten auf wichtige Lebensfragen, die Suche nach einer Orientierung im Leben, danach, zu entdecken, was wirklich wichtig ist. Für die innere Einkehr und manchmal auch für die Heimkehr in eine spirituelle Heimat sind Kirchen mit ihrer erhabenen Stille und ihrer Anmutung von Stetigkeit und Ewigkeit für viele genau die richtigen Orte.

Kirchen in verschiedenen Städten haben schon seit Langem das Bedürfnis von Menschen nach Rückzug und Stille aufgenommen und neben den traditionellen Gottesdiensten ihr Haus auch für andere Formen der Andacht oder auch des Abstand-Findens geöffnet.

Die »Kirche der Stille« der evangelisch-lutherischen Gemeinde Altona-Ost in Hamburg bietet beispielsweise unterschiedliche Möglichkeiten zum Beten, zum Meditieren, zur inneren Sammlung. »In regelmäßigen Angeboten können Sie einen persönlichen Weg gehen, der Kraft, Orientierung und Halt im alltäglichen Leben bietet«, heißt es auf der Website.

In der Kirche St. Michael in München kann man eine tägliche Mittagsmeditation erleben, die »Atempause« genannt wird und jeweils von 12:30 bis 12:45 Uhr dauert. Umrahmt von Orgelmusik gibt es eine kleine Ansprache, es wird gebetet und dann einfach still innegehalten. Mittlerweile finden sich viele solcher Inseln der Ruhe, häufig liegen sie inmitten des lauten und hektischen Großstadtgetümmels.

Jeder Ort hat einen oder auch mehrere kirchliche Räume, in denen wir Ruhe finden und durchatmen können, wo wir akustischen und visuellen Stress hinter uns lassen und unser spirituelles Bewusstsein stärken können. Es lohnt sich, hier einfach mal die eigene Stadt oder den eigenen Landkreis zu erkunden.

Manchmal führt das alltägliche Innehalten auch dazu, sich einen längeren Abstand zum Alltag zu wünschen. Sich Auszeiten in der Stille eines Klosters zu gönnen ist in den letzten Jahren immer beliebter geworden. Klöster sind klassische Orte für Stille und Versenkung. Die Beweggründe, hier eine Auszeit zu verbringen, sind vielfältig. Erholung fernab von Medien- und Reizüberflutung ist ein häufiges Motiv. Viele kommen auch, um in bestimmte Meditationspraktiken eingeführt zu werden oder ganz generell ihre Spiritualität zu vertiefen. Es ist die Abgeschiedenheit, die lockt. Klostermauern schaffen Grenzen für Unerwünschtes und Sich-Aufdrängendes, verstärken damit das Gefühl von Geborgenheit innerhalb dieser Mauern. Klöster sind ganz besondere Orte, Orte der Konzentration und Kontemplation, Orte der Besinnung und der inneren Einkehr, Orte, in denen nach eigenen Gesetzen gelebt wird, den Ordensregeln. Diese meist schon vor Jahrhunderten geschaffenen Richtlinien des Handelns vermitteln Halt und Struktur in praktischer wie auch in spiritueller Hinsicht. Gerade wenn Menschen am Viel-Zuviel ihres Alltags leiden, helfen klare und übersichtliche Regeln dabei, Ruhe und Sicherheit zu finden.

Eine Hauptregel, die alle klösterlichen Gemeinschaften teilen, ist das bewusste Erleben und das kontinuierliche Üben der

Stille. Gebete, Schweigen, achtsame Betätigungen, immer wieder auch Für-sich-Sein und Versenkung in Gott sind feste Bestandteile des klösterlichen Alltags. In Zeiten persönlich erlebter Informationsüberlastung und steter Überflutung mit akustischen und optischen Reizen sind es längst nicht mehr ausschließlich gläubige Menschen, die sich für eine Auszeit im Kloster entscheiden.

Räume der Stille

Es gibt eine Stille, in der man meint, man müsse die einzelnen Minuten hören, wie sie in den Ozean der Ewigkeit hinuntertropfen.

Adalbert Stifter (1805–1858),
österreichischer Schriftsteller, Maler und Pädagoge

Wie auch die traditionellen Kirchen und Klöster bilden Räume der Stille einen Kontrast zum Lärmbrei der Umgebungsgeräusche, der in vielen Städten vorherrscht. Unter einem »Raum der Stille« versteht man einen säkularen Ort der Ruhe, der Kontemplation und des stillen Gebets, der offen für alle sein soll: für Christinnen und Christen ebenso wie für Angehörige anderer Religionen oder Menschen, die sich keiner Glaubensrichtung zugehörig fühlen. Der Raum der Stille soll Gelegenheiten bieten, Ruhe und Abstand zu finden, sich zu entspannen, zu meditieren oder zu beten. Baulich sind die Räume konfessionell neutral und meist ganz schlicht in hellen Farben und harmonischer Formgebung gestaltet. Ziel ist es, maximalen Abstand zum Außen zu ermöglichen. Oftmals gibt es in einem Raum der Stille keine Fenster, oder sie lassen sich völlig abdunkeln. Das Licht ist sanft und geeignete Auflagen auf dem Fußboden dämpfen den Hall.

Der wohl bekannteste Raum der Stille befindet sich in Berlin, direkt im Brandenburger Tor. Wenn man von der Straße »Unter den Linden« kommt, liegt er auf der rechten Seite. Als ich diesen stillen Raum vor einigen Jahren zufällig entdeckte, war ich völlig überrascht. Obgleich der Lärmpegel auf dem davorliegenden Pariser Platz meist sehr hoch ist, ist es innen tatsächlich vollkommen still. Seither war ich etliche Male dort. Jedes Mal, wenn ich in der Friedrichstraße oder im Regierungsviertel etwas zu tun habe, mache ich einen Abstecher, um den Raum der Stille zu besuchen.

Mittlerweile gibt es in ganz Deutschland solche »Räume der Stille«, etwa an Bahnhöfen, Flughäfen und Autobahnen, aber auch in Hochschulen, im Reichstagsgebäude, in den Landtagen, in Krankenhäusern oder auch in Unternehmen.

33. Übung: Stille im Alltag erleben

Es gibt viele Möglichkeiten, Stille in den Alltag zu integrieren. Nachfolgend finden Sie einige Ideen.

- Bleiben Sie morgens nach dem Aufwachen und bevor Sie sich den Aufgaben des Tages zuwenden ein paar Minuten lang still liegen, und lauschen Sie dem, was gerade zu hören ist – vielleicht das Zwitschern von Vögeln, vielleicht der Wind, der um das Haus streicht, vielleicht nehmen Sie auch Geräusche im Haus wahr.
- Ziehen Sie sich in einen Raum zurück, in dem es weder Telefone, Computer oder Drucker gibt. Nehmen Sie langsam auf einem Stuhl Platz, schließen Sie die Augen und atmen Sie ein paar Minuten lang ganz bewusst ein und aus. Nehmen Sie nacheinander alle Ihre Körperteile wahr, von Kopf bis Fuß und von Fuß bis Kopf.
- Gewöhnen Sie es sich an, ein Buch oder einen Artikel ohne begleitende Geräuschkulisse zu lesen. Lassen Sie Radio, Fernseher, Computer et cetera ausgeschaltet. Sie werden merken, dass es Ihnen so leichter fällt, sich auf die Inhalte zu konzentrieren.
- Joggen oder walken Sie ohne Musikberieselung. Hören Sie nur auf Ihren Atem, Ihre Schritte und die Geräusche aus der Umgebung, durch die Sie sich bewegen.
- Gehen Sie in einen öffentlichen »Raum der Stille« und verweilen Sie dort fünf bis zehn Minuten – natürlich gerne auch länger. Konzentrieren Sie sich voll und ganz auf den Raum und darauf, welche Resonanz dies in Ihrem Inneren auslöst.
- Besuchen Sie ein Meditations- oder Yogaseminar, das an einem ruhigen, inspirierenden Ort stattfindet, und halten Sie in Ihrem Notizheft fest, was Sie dort erleben.

Impuls

Welche der Anregungen, Momente der Stille zu pflegen, will ich als Erstes ausprobieren? Welche als Zweites, welche als Drittes?

1. ____

2. ____

3. ____

NACHWORT

Liebe Leserin, lieber Leser,

wir haben wohl alle schon die Erfahrung gemacht, dass es nicht so ganz einfach ist, eingespurte Gewohnheiten zu verändern. Der Teil in uns, der es sich gerne leicht und bequem machen will, liebt es, den Weg des geringsten Widerstandes zu gehen und lieber alles beim Alten zu belassen. Oft wider besseres Wissen.

Wer es gewohnt ist, sich täglich ungefiltert allen möglichen visuellen und akustischen Reizen auszusetzen, dem fehlt etwas, wenn er plötzlich Stille erleben und auch noch genießen soll, ganz klar. Trotzdem lohnt es sich, sich darauf einzulassen. Sei es in einer bewussten Abkehr vom Gewohnten oder sei es in kleinen Trippelschrittchen, so wie ich sie im Buch mehrfach beschrieben habe. Es lohnt sich, weil dies zu einem intensiveren und achtsameren Erleben im Alltag führt und damit längerfristig zu einem Plus an Lebensfreude.

Lassen Sie sich einfach auf die beschriebenen Übungen und Impulse ein und machen Sie Ihre ganz persönlichen Erfahrungen damit. Dafür wünsche ich Ihnen die notwendige Neugier und Entdeckungslust – und eine solide Portion Pioniergeist.

Ihre *Sigrid Engelbrecht*, Berlin im Dezember 2020

ÜBUNGSVERZEICHNIS

QUELLENVERZEICHNIS

Seite 26 Europäische Umweltagentur: *Lärm in Europa – 2020*. Kopenhagen, 2020

Seite 26 Gemeinnützige Umwelthaus GmbH: *NORAH (Noise-Related Annoyance, Cognition, and Health) Wissen Nr. 14 – Lärmwirkungsstudie*. Kelsterbach, 2015

Seite 27 Europäische Kommission: *Bericht der Kommission an das Europäische Parlament und den Rat über die Durchführung der Richtlinie über Umgebungslärm gemäß Artikel 11 der Richtlinie 2002/49/EG*. Brüssel, 2011

Seite 65 Bernardi, Luciano; Porta, Cesare; Sleight, Peter: *Cardiovascular, cerebrovascular, and respiratory changes induced by different types of music in musicians and non-musicians: the importance of silence*. In: Heart. Bd. 92, S. 445 ff. London, 2006

Seite 86 Kirste, Imke; Nicola, Zeina; Kronenberg, Golo; Walker, Tara L.; Liu, Robert C.; Kempermann, Gerd: *Is silence golden? Effects of auditory stimuli and their absence on adult hippocampal neurogenesis*. Dresden, 2013

Seite 89 Kubitz, Eric: *Wie man zum positiven Tagträumer wird*. In: *Contentman* [Weblog]. München, 2019

Seite 105 Rossi, Ernest L.; Nimmons, David: *20 Minuten Pause – Seelischen und körperlichen Zusammenbruch verhindern*. Junfermann Verlag, Paderborn, 2007

Seite 109 Callard, Felicity et al.: *The Rest Test*. Durham, 2016

Seite 137 Techniker Krankenkasse: *Schlaf gut, Deutschland – TK-Schlafstudie 2017*. Hamburg, 2017

Seite 154 Hunter, Mary Carol R.; Gillespie, Brenda W.; Yu-Pu Chen, Sophie: *Urban Nature Experiences Reduce Stress in the Context of Daily Life Based on Salivary Biomarkers*. Ann Arbor, 2019

Seite 159 Miyazaki, Yoshifumi: *Shinrin Yoku - Heilsames Waldbaden: Die japanische Therapie für innere Ruhe, erholsamen Schlaf und ein starkes Immunsystem*. Irisiana Verlag, München, 2018

WEITERE BÜCHER

der Autorin im Verlag Herder

Ich nehm' mir heute Zeit für mich – 10 Tipps für den achtsamen Umgang mit sich selbst
ISBN 978-3-451-61302-9
Gebundene Ausgabe: 8,00 €

Erobere dein Leben zurück
ISBN 978-3-451-80858-6
E-Book: 11,99 €

Rituale in Stresszeiten
ISBN 978-3-451-80025-2
E-Book: 3,99 €

Burnout – nein danke! Soforthilfe gegen Stress und Erschöpfung
ISBN 978-3-451-80304-8
E-Book: 4,99 €

Loslassen und loslegen – 7 Meilensteine zur erfolgreichen Veränderung
ISBN 978-3-451-80011-5
E-Book: 11,99 €

Das Anti-Burnout-Buch für Frauen
ISBN 978-3-451-34739-9
E-Book: 6,99 €

Das Anti-Burnout-Buch für Mütter
ISBN 978-3-451-34651-4
E-Book: 10,99 €

8 Starkmacher für die Seele – Krisenfest leben
ISBN 978-3-7831-8155-5
E-Book: 6,99 €